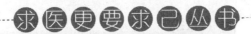

求医更要求己丛书

自我治疗
乙型肝炎

孟迎春　任秀红　王子娥　编著

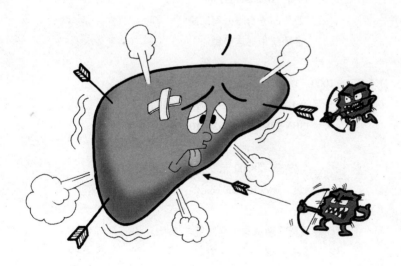

中国中医药出版社
·北京·

图书在版编目（CIP）数据

自我治疗乙型肝炎／孟迎春，任秀红，王子娥编著. —北京：
中国中医药出版社，2012.9

（求医更要求己丛书）

ISBN 978 - 7 - 5132 - 1035 - 5

Ⅰ.①自…　Ⅱ.①孟…　②任…　③王…　Ⅲ.①乙型肝炎—
治疗　Ⅳ.①R512.605

中国版本图书馆 CIP 数据核字（2012）第 150559 号

中 国 中 医 药 出 版 社 出 版

北京市朝阳区北三环东路 28 号易亨大厦 16 层

邮政编码　100013

传真　010 64405750

三河西华印务有限公司印刷

各地新华书店经销

*

开本 710×1000　1/16　印张 12.75　字数 235 千字

2012 年 9 月第 1 版　2012 年 9 月第 1 次印刷

书　号　ISBN 978 - 7 - 5132 - 1035 - 5

*

定价　28.00 元

网址　www.cptcm.com

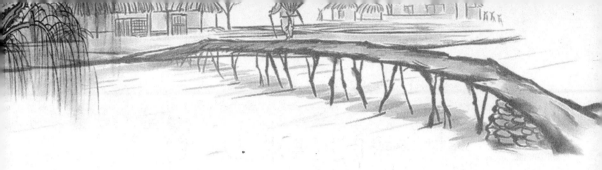

《求医更要求己丛书》
编委会

主　编　王海泉

编　委（以姓氏笔画为序）

丁振英	于丽华	马青春	王　丹	王　静
王子娥	王月卿	王海泉	王继平	冯彦君
成素珍	吕冬梅	任秀红	刘　华	刘　芳
刘　渤	刘华琳	刘阳川	刘连凤	刘炳辉
刘菲菲	牟青慧	李　勇	李　萍	李　琳
李玉霞	李华东	李慧霞	肖皓明	吴立明
辛　梅	宋晨光	张　国	张　鸿	张凤莉
张冰梅	张祖煌	张海岩	张增芳	陈秀英
季　远	周　平	周长春	孟迎春	赵士梅
赵秋玲	柳　青	姚易平	郭　鹏	郭海涛
黄　慧	黄德莲	崔艺蒂	盖志刚	尉希超
程爱军	董泗芹	管理英	颜　梅	

《求医更要求己丛书》
编写说明

　　进入 21 世纪以来，随着科学技术和社会经济的发展，人类疾病谱发生了巨大的改变，生活方式疾病、心身疾病代替感染性疾病跃居疾病谱前列。疾病的发生也由过去单一因素致病演变为多因素共同作用致病。这一转变开始引导医学界不只从纵深，也从更广的层面思考疾病，而各种化学药品带来的毒副作用更促使人们寻找自然、绿色的解决病痛的方式方法。两千多年前的中国医学典籍《黄帝内经》中说："言不可治者，未得其术也。"认为疾病治不好，是因为没有掌握正确的方法。"人之患，患病多；医之患，患道少。"意思是说病人担心患病多，而医生担忧治疗疾病的方法少。古人的这些话在今天依然对我们的临床有深刻的启发和指导意义。

　　与疾病作斗争不只是医生、护士的事，每一个病人、病人家属都应该参与，在医护人员的指导下，大家共同努力，才能有效地防病治病。尽管非医护人员的参与非常有限，但是这种参与非常重要。为了更好地使人们参与疾病的预防、治疗，我们密切结合临床，查阅大量资料，编写了这套《求医更要求己丛书》，将传统医学中的按摩、拔罐、刮痧、熏洗、艾灸、手疗、足疗、耳疗、药物、贴敷、食疗以及现代医学中的运动、音乐、心理调护的治病方法介绍给读者，为患者提供更多自我治疗的途径，突出其自然性、实用性，使读者易读、易懂、易掌握，在家中就可进行自我治疗，充分发挥患者主观能动性，为患者开辟自我康复的新天地，希望能对患者有所裨益。

王海泉

于山东省立医院

2012 年 8 月

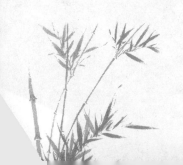

目 录

第一章　概　述

什么是乙型肝炎

我国是个肝炎大国，乙型病毒性肝炎（以下简称乙型肝炎）发病率尤其高。人们对乙型肝炎普遍感到恐惧，一提到肝炎就像是遇到了洪水猛兽，避之犹恐不及。其实只要全面了解了病毒性肝炎，人们"谈肝病色变"的恐慌心理就可以大大减轻了！

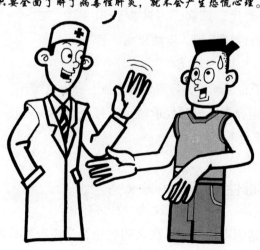

图 1-1

先让我们来看看肝脏在人体器官中的地位如何？肝脏被称为人体最大的"化工厂"，是人体内新陈代谢最活跃的器官，具有复杂的生理、生化功能，在人体的生命活动中占有十分重要的地位。我们吃下去的食物在胃和小肠中被消化分解成葡萄糖、氨基酸、脂肪酸、甘油等营养物质，大部分被送往肝脏，经过一系列复杂的化学改造过程，才变成人体所需要的物质。此外，肝脏在胆汁生成、解毒、凝血、免疫、热量产生及水、电解质调节中都起着非常重要的作用。所以，人们称肝脏为"物质代谢中枢"，是人体内的一个巨大的"化工厂"。当肝脏有严重疾患时，肝内的物质代谢发生严重障碍，身体的多种功能都会受到影响，甚至危及生命。

我们比较熟悉的有：

（1）消化功能障碍，导致食欲减退、厌油、恶心、呕吐等。

（2）肝细胞损害，导致血清转氨酶等酶类增高，而胆碱酯酶降低，可致乏力、易倦、思睡等。

（3）胆色素代谢异常，导致黄疸。

（4）糖代谢障碍，导致血脂含量改变；胆固醇合成及酯化能力降低；脂肪代谢障碍可形成脂肪肝。

（5）白蛋白合成障碍，严重时导致腹水、胸水等。

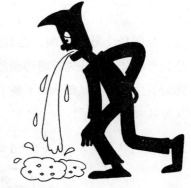

图 1-2

（6）维生素类代谢障碍，可致皮肤粗糙、夜盲、唇舌炎症、浮肿、皮肤出血、骨质疏松等。

（7）凝血因子合成障碍，导致牙龈出血、鼻出血等。

（8）激素代谢异常，导致性欲减退，月经失调，皮肤小动脉扩张，出现蜘蛛痣、肝掌、脸色黝黑等。

一、什么是病毒性肝炎

我们常常说到病毒性肝炎，那么到底什么是病毒性肝炎呢？所谓病毒性肝炎就是由多种不同的嗜肝病毒引起的一组以肝脏损害为主的传染病，具有传染性强、传播途径复杂、流行广、发病率较高等特点。临床上主要表现为食欲减退、疲乏无力、恶心、呕吐、肝肿大及肝功能损害，部分病人可有黄疸和发热，但多数为无症状感染者。

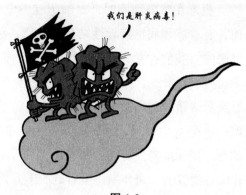

图 1-3

有的读者可能要问，病毒又是什么呢？病毒其实是一大类低等的微生物，它的个头比细菌还要小得多，结构非常简单。单独存在时不能繁殖，必须依赖活细胞的存在，借助细胞的蛋白合成系统和核酸合成系统才能使自身得以复制。它的体积非常小，可以随着飞沫、空气、水的移动而播散。病毒的结构比较简单，里面包着一段决定其自身结构的遗传物质，即核酸。病毒的繁殖有点类似于工厂生产机器，就是先借助它所侵入细胞的蛋白质和核酸合成系统，按照病毒遗传物质所发出的指令，分别合成外膜、核膜和核酸，就像生产机器要先生产出各种零件一样，然后再把已经合成的零件装配成完整的病毒。病毒复制多了，就从细胞中钻出去，再去感染别的细胞。

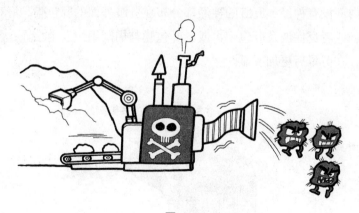

图 1-4

开心一乐

　　病人：小姐，你们的传单上面说可以免费验 B 型肝炎……可是我是 O 型的耶！这样我也可以验吗？

　　护士：（愕然）……

　　病毒在感染细胞时，对细胞有一定的选择性，这是因为在这些细胞的表面，有着能和病毒特异性结合的物质，医学上称之为"受体"。病毒主要侵犯肝脏时，我们称它为"嗜肝性"。除了嗜肝性病毒，还有一些病毒在偶然情况下也可引起肝炎，但由于它们引发肝炎的机会很少，所以我们这里讲的病毒性肝炎只讲嗜肝性病毒引起的肝炎，也就是常说的甲型、乙型、丙型、丁型、戊型、庚型（A、B、C、D、E、G）肝炎，各型病毒性肝炎对应相应的嗜肝性病毒。乙型肝炎呈世界性分布，20亿人口曾受感染。目前全球约有3.6亿乙型肝炎病毒慢性感染者，每年新感染者近5千万，死亡约1百万人。由于乙型肝炎的发病率相对较高，危害性大，所以是本书讨论的重点。

　　大家都知道得了乙肝后会出现乏力、恶心、黄疸及肝区疼痛等症状，那么得了乙肝后为什么会出现这些症状呢？这是因为肝脏这个"化学加工厂"受到病毒侵袭，遭到破坏，吃进的食物不能正常地进行"加工"而出现恶心、呕吐及食欲不振等症状，"化学加工厂"也不能正常地供给人体能量，因此人就会感觉乏力。人体红细胞的寿命一般为120天，红细胞死亡后变成胆红素，在肝脏转化为胆汁，排入胆道，最后经大便排出，因此大便呈黄色。当肝脏细胞发生病变时，就不能正常地转化和排泄胆汁，血中的胆红素就会升高，人体就会出现黄疸，大便中胆红素变少，病人的大便颜色也会变浅，甚至变成灰白色。肝脏内部没有神经，肝脏的神经都分布在肝脏外面的肝包膜，肝炎时引起肝脏肿大，或者炎症波及肝包膜，或者肝包膜与周围组织发生粘连，就会出现肝区疼痛，在劳累后更加明显。

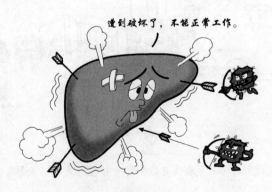

图 1-5

二、乙型肝炎的流行病学

在我国，乙型肝炎发病数位居法定传染病的第三位，仅次于感染性腹泻和流行性感冒。据报道，全国病毒性肝炎的年发病率为 950/10 万人，仅慢性乙型肝炎病毒感染者就达 1.2 亿，如得不到及时的治疗，将会发展为肝硬化甚至肝癌，不仅直接影响人类的身体健康，甚至还危及人们的生命安全，造成很大的经济损失，严重地影响了人们的生产、工作和学习。

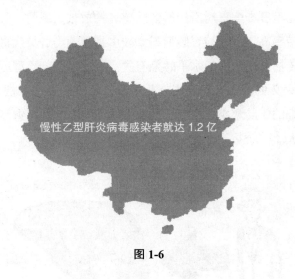

慢性乙型肝炎病毒感染者就达 1.2 亿

图 1-6

1. 传染源　乙型肝炎的传染源主要是急性和慢性乙型肝炎病人及乙型肝炎病毒携带者。

开心一乐

　　大熊猫过生日，吹灭生日蜡烛后，朋友们问它，许了什么愿。大熊猫回答说："我这辈子有两个最大的愿望，一个是希望能把我的黑眼圈治好，还有一个嘛！就是希望我也能照张彩色照片。"

（1）病人（急性和慢性乙型肝炎病人）：乙型肝炎的潜伏期一般为 60 ~ 120 天，平均 90 天，最短的为 2 周，极少数可长达 9 个月。潜伏期的长短取决于病毒感染量、感染途径及机体状态。急性乙型肝炎病人在潜伏期后出现乙型肝炎病毒表面抗原阳性即有传染性，但因尚未发病和未被隔离，可经各种途径传播，在此期间作为传染源的意义较大。慢性乙型肝炎病人往往不被重视，其病情反复发作或迁延不愈，带毒时间长，也是重要的传染源。

（2）病毒携带者：病毒携带者是指乙型肝炎病毒表面抗原阳性，但无肝炎症状和体征，肝功能检查正常，经半年观察无变化者。我国现有乙型肝炎病毒携带者约 1.3 亿，其数量大，分布广，携带病毒的时间长，尤其是他们日常活动与常人无异，是我国乙型肝炎病毒传播最主要的传染源。

乙型肝炎病毒携带者的传染源作用和传播机制与其职业有关。医务人员及献血员携带乙型肝炎病毒对所接触的易感者构成很大威胁。我国人群慢性乙型肝炎病毒携带率高，可能与育龄期妇女较多携带乙型肝炎病毒，以及由此引起的母婴垂直传播和出生后的水平感染有关。因此，孕妇乙型肝炎病毒携带者作为传染源的意义更重要。在我国，儿童慢性乙型肝炎病毒携带率高达 10% 以上，发生感染的年龄愈小，乙型肝炎病毒表面抗原阳性率愈高，形成持续性感染的机会愈大。

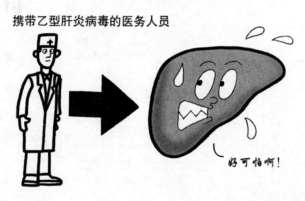

携带乙型肝炎病毒的医务人员

好可怕啊！

图 1-7

2. 传播途径

（1）医源性传播：医源性传播是乙型肝炎的重要传播途径之一，它主要是通过输血或血液制品、接触被患者的血液或体液污染的医疗器械及其他物品引起乙型肝炎病毒传播。

1）经血液、血制品传播。

2）经污染的医疗器械传播：使用被乙型肝炎病人血液污染的注射器、穿刺针和针灸针等可经皮肤针刺传播乙型肝炎病毒。

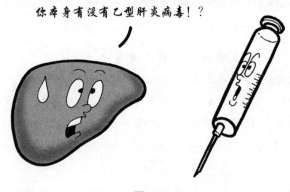

图 1-8

3）医务人员和患者之间的相互传播。

（2）母婴传播：乙型肝炎病毒可由急性或慢性乙型肝炎病毒感染的母亲传播给婴儿，在代代相传的恶性循环中，这一途径起重要作用。

母婴传播的途径有以下几种：

1）分娩过程中传播：在分娩过程中传染新生儿，其传播危险最大，感染机会最多，约占母婴传播的80%左右。

2）子宫内感染：通过胎盘或母亲的卵细胞传播，此型感染占母婴传播的 5% ~ 10%。

3）产后感染：通过产后哺乳和日常生活密切接触使新生儿受感染。

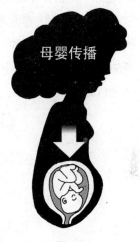

图 1-9

（3）性接触传播：乙型肝炎是最早肯定的性传播疾病。乙型肝炎病毒可以存在于患者的精液、阴道分泌物及月经血中，在一些发达国家，性传播在乙型肝炎发生中占非常重要的地位。

（4）其他途径：通过日常生活密切接触也可以传播乙型肝炎。破损的皮肤黏膜接触被乙型肝炎病毒污染的牙具、剃须刀和玩具等可引起感染。目前尚未证实吸血昆虫能够传播乙型肝炎。唾液、尿、泪、乳汁、精液、胆汁等体液中，可能检出乙型肝炎病毒表面抗原和乙型肝炎病毒 DNA，但并未证明与这些体液接触可传播乙型肝炎病毒。粪便中未检出乙型肝炎病毒表面抗原和乙型肝炎病毒 DNA，故不可能经粪－口传播。

3. 人群易感性　人们对乙型肝炎病毒普遍易感，感染后可产生一定程度的免疫力。随着年龄的增长，隐性感染获得免疫的比例亦随之增加。

乙型肝炎病毒易感人群包括受血者、医务人员、接触血液的实验室工作人员、器官移植者、血液透析者、免疫能力低下者、乙型肝炎病毒表面抗原阳性母亲的婴儿、乙型肝炎病毒表面抗原阳性者的性伴侣及家人、同性恋者和妓女。

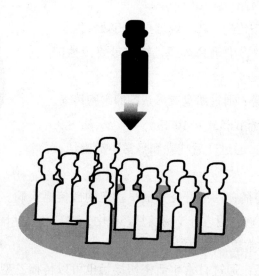

图 1-10

4. 流行特征　我国乙型肝炎病毒感染高发，人口密集，乙型肝炎病毒主要经母婴间、胃肠道外和日常生活接触传播，这就形成了作为高地方流行区的流行特征。

（1）流行方式：乙型肝炎病毒经人－人传染，其传播机制多逐一实现，在人群中一般以散发性出现。在乙型肝炎病毒感染低发地区，易感者众多，也可发生少数人中的流行，甚至小范围的暴发流行。在我国，较少易感者分布在大量免疫人群当中，罕有流行，数以亿计的感染者都是逐个散在发生的；但如果易感者密集或传播的病毒量较大时，也可能引起较小的暴发性流行。

（2）地区分布：乙型肝炎病毒感染在世界各地分布很不平衡，乙型肝炎病毒表面抗原携带率在西欧、北美仅 0.1% ~ 0.9%，而在亚洲国家可达 5% ~ 10%，甚至更高。全国调查结果显示，各省市的流行率高低不一，在高发的省市中也可有低发的县区。一般而言，乙型肝炎病毒表面抗原的阳性率南高北低。农村乙型肝炎病毒表面抗原的检出率高于城市。一般认为，乙型肝炎病毒的传播与文化、卫生水平关系较小，与居住条件、生活习惯密切相关。

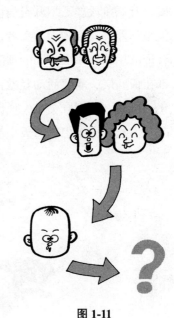

图 1-11

（3）季节分布：乙型肝炎病毒感染潜伏期长短不等，主要以人－人方式接触传播，因此全年均可发生，无明显季节性。

（4）家庭聚集性：家庭有乙型肝炎病毒携带者，不论与其关系如何，都增加对家人感染的危险性。由于母婴传播、夫妻性感染、家庭成员间生活的密切接触，乙型肝炎病毒携带者的家庭内聚集现象很常见。如果父母一方有乙型肝炎，所生子女被传染的可能性很大，所以乙型肝炎患者常常是一家几口同时染上。

三、乙型肝炎的预后

病毒性肝炎，尤其是乙肝病情的发展有"肝炎－肝硬化－肝癌"三部（步）曲之说，所以很多得了乙肝的患者，常常搞得寝食不安，害怕自己说不定哪一天就发展成肝硬化甚至肝癌了，于是求医问药，四处奔波。乙型肝炎的结局真的这么可怕吗？其实并非完全如此，绝大多数的乙肝患者可以长期稳定在"第一部（步）曲"阶段，只有少数人走到"第二部（步）曲"，极少数患者达到"第三部（步）曲"。

目前我国乙型肝炎的分布状态很像一个"金字塔"，这个"金字塔"大致有六层结构，由下向上依次为：乙肝病毒携带者，慢性迁延性肝炎阶段（现称慢性轻度肝炎阶段），慢性活动性肝炎阶段，慢性重型肝炎阶段，肝硬化阶段，肝癌阶段。乙型肝炎病情的发展像是爬"金字塔"，爬得越高，病情越重，但是，能够爬到顶端的患者，毕竟是少数。使患者病情稳定的"绝招"是正确合理的用药、积极主动的预防、保持良好的心态、劳逸结合。绝大多数的患者都在最底层，病变活动轻微，预后良好，即使不治疗，也很少有人发展为肝硬化、肝癌。重型肝炎、失代偿期肝硬化和肝癌对生命可构成威胁，但这三种情况仅占乙型肝炎患者的极小部分。

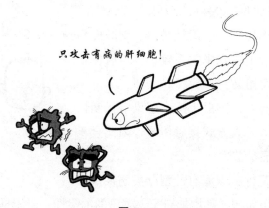

只攻击有病的肝细胞！

图 1-12

随着免疫学、病毒学和分子生物学的迅速发展，病毒性肝炎的研究工作也突飞猛进，无论在病原学、流行病学，还是在临床诊断、治疗和预防等方面，都已经取得新的认识和重大突破。目前虽然还没有找到彻底杀死肝炎病毒的武器，但是我们完全可以控制病毒性肝炎的流行。我们可以大胆地说：尚未感染肝炎病毒尤其是乙型肝炎病毒者，接种疫苗几乎可以高枕无忧了；已经患了病毒性肝炎者，只要进行积极的、科学的治疗，坚持定期回访，是完全可以长命百岁的！因此，我们衷心地希望广大患者经常与医生保持联系，在大家的共同努力下，早日恢复健康。

乙型肝炎的病因病理

一、乙型肝炎的病因

乙型肝炎是由乙型肝炎病毒引起的传染病。乙型肝炎病毒属嗜肝 DNA 病毒，有包膜，病毒颗粒为直径 42 纳米的圆球形。在病毒感染者的外周血中还有直径 22 纳米的圆形和管形颗粒，这种颗粒为乙型肝炎表面抗原，没有核酸，无传染性。

小知识

吃饭怎么预防肝炎？

在聚餐时用公筷、公勺，最好实行分餐制。在外就餐一定要选择卫生条件好的餐馆。家里的碗、筷也要经常用 0.2% 的 "84" 消毒液浸泡 5 分钟或用开水煮沸 20 分钟，这样就能杀死病毒。

乙型肝炎病毒在体外抵抗力很强，紫外线照射、加热 60℃ 4 小时及一般浓度的化学消毒剂（如苯酚、硫柳汞等）均不能使之灭活，在干燥或者冰冻环境下能生存数月到数年。只有加热 60℃ 持续 10 小时，煮沸（100℃）20 分钟，高压蒸汽 122℃ 10 分钟，0.5% 过氧乙酸 7.5 分钟以上才可使之灭活。

二、发病机制

肝炎病毒侵入人体后，主要导致肝细胞损害，但是乙型肝炎的发病机理是一个复杂的问题，迄今尚未完全阐明。

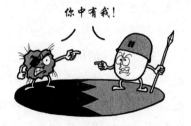

你中有我！

图 1-13

国内外学者对此进行了大量研究，结果表明，引起肝细胞损害的原理主要有两方面：其一，病毒在肝细胞内复制，直接损害肝细胞；其二，为一系列的免疫反应所致，即当机体免疫系统杀灭病毒时，受感染的肝细胞连同病毒一起遭到破坏，引起肝细胞的炎症和坏死。

乙型肝炎病毒感染人体后，可以激发机体产生对肝炎病毒的各种细胞免疫反应和体液免疫反应，并激发自身免疫反应引起免疫调节功能紊乱。机体的这些免疫反应，可以清除已感染病毒的肝细胞，又可以引起肝细胞的损伤，造成不同类型的病理变化及临床转归。如幼儿时感染乙型肝炎病毒，常常因免疫功能不健全而缺乏上述的免疫反应，造成乙型肝炎病毒携带状态或者慢性肝炎。成年感染乙型肝炎病毒的多数患者可以通过上述免疫反应，引起急性乙型肝炎的症状，同时清除乙型肝炎病毒。由此可见这场战争是由病毒引发的，免疫系统对肝脏细胞进行破坏，使大约25%的乙肝患者的肝脏成为战火连绵的战场，肝脏的损伤因此惨重。

三、乙型肝炎的病理改变

乙型肝炎的病理学改变主要是肝细胞不同程度的变性、坏死和凋亡。

1. 变性　变性是指细胞或者细胞间质内出现异常物质或者正常物质但数量显著增多而形成的形态学改变并伴有结构和功能的改变。变性是肝细胞的一种早期和轻度的损伤，是可以恢复性的改变，当引起损伤的原因消除后，变性细胞的结构和功能仍可以恢复。肝细胞出现的主要变性有以下几种：①水变性，②脂肪变性，③嗜酸性变性，④毛玻璃样变性。

如果你还是认为"等我的生活再好一些时，我会心情舒畅的"，那么你一辈子也感受不到幸福和欢乐。

2. 坏死　活体的局部组织、细胞死亡称为坏死。坏死是不可以恢复性的改变。根据肝细胞坏死的范围、分布特点及坏死灶的形态可以将肝组织坏死分为点状或者灶性坏死、碎屑状坏死、桥接坏死、带状坏死、亚大块坏死和大块坏死等。这些坏死病变是肝组织炎症变质性改变的一部分。

3. 凋亡　凋亡指的是细胞程序性死亡。在正常生理过程中，是组织中细胞衰亡更新的表现。凋亡的发生机制是由细胞的遗传素质决定的，各种损伤性刺激可以改变遗传信息的转录和（或）翻译，形成死亡蛋白，引起不可以恢复性的胞浆改变。

4. 炎性渗出　炎性渗出的改变主要表现为肝坏死病灶区内可以见到多少不等的淋巴细胞、单核细胞、浆细胞、组织细胞或者巨噬细胞浸润。大量淋巴细胞浸润时可以形成滤泡。

5. 再生与增生　慢性肝炎在度过急性期后，常见有再生与增生的改变。再生与增生是一种修复反应，但有时使病情更趋复杂，如肝硬化。再生与增生的主要表现有如下几种：①肝细胞再生，②卵圆细胞增生，③小胆管增生，④纤维组织增生。

乙型肝炎的诊断及鉴别诊断

每位乙型肝炎的患者都十分关心自己的病情，求医心切，往往导致"病急乱投医"。所以说，患者十分有必要了解一些关于乙型肝炎诊断的知识，知道正规的专业性医疗机构和医生会做些什么检查，如何正确做出诊断，这样才能避免上当，主动配合医生的检查、治疗，对自己的病情做到心中有数。

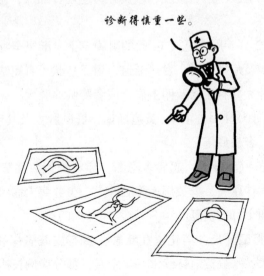

诊断得慎重一些。

图 1-14

全面的诊断应该包括：①确诊乙型肝炎病毒感染；②鉴定病变活动性；③确定病情分度；④测定病毒感染水平；⑤鉴别其他原因的慢性肝炎和慢性肝病。

一、乙型肝炎的诊断

（一）病史

1. 有本病接触史，或半年内有输血或血制品、注射、针刺治疗史，或为母婴垂直传播。

2. 肝炎或可疑肝炎的过去史，何时检测出乙型肝炎病毒表面抗原。

3. 家庭成员中有无乙型肝炎病毒表面抗原阳性者，有无肝病或可疑肝病者。

（二）临床表现

1. 急性病毒性肝炎

（1）急性黄疸型肝炎：按病程可以分为三期。

1）黄疸前期（数日～2周）：初起时畏寒发热，突出症状为乏力、纳差、厌油、恶心呕吐、上腹不适、腹胀、尿黄并黄色逐日加深，还可有关节痛、荨麻疹。

2）黄疸期（2～6周或更久）：此期巩膜黄染，渐至全身皆黄，并于数日至2周达到高峰。黄疸出现后，发热渐退，胃肠症状可有短期加重，但几日后逐渐缓解。肝脏肿大并有压痛及叩击痛，或者脾脏亦肿大。

3）恢复期（平均1月左右）：黄疸渐退，肝脏肿大及其他症状逐渐消失，但仍觉肝区疼痛，容易疲倦。

（2）急性无黄疸型肝炎：起病多隐渐，症状类似急性黄疸型肝炎的黄疸前期，肝脏常肿大伴压痛，少数病人脾脏肿大。少数病人症状不明显而在体检时被发现。多在两个月内恢复。

（3）急性淤胆型肝炎：消化道症状轻，多有皮肤瘙痒和粪便颜色变浅，黄疸深，肝脏肿大。一般黄疸持续1～4个月，部分病例长达1年以上。

急性病毒性肝炎外周血白细胞总数正常或偏低，淋巴细胞相对增多。黄疸前期时尿胆原及尿胆红素开始呈阳性，这是早期诊断的重要依据。谷－丙转氨酶（ALT）升高，急性淤胆型肝炎血清胆红素、碱性磷酸酶（AKP）、γ-谷氨酰转肽酶（γ-GT）明显增高。

2. 慢性肝炎

（1）慢性活动型肝炎：病程在半年以上，症状、体征、肝功能异常均较明显。常见倦怠乏力、食欲差、腹胀、肝区痛等症状，可出现慢性肝病面容（面色暗而无光，棕黑带灰青色，色素呈斑块状沉着）、蜘蛛痣（皮肤小动脉端分支扩张形成血管痣，形似蜘蛛，多见于面、颈、手背、上臂、前胸和肩部。检查时用火柴杆压中心，辐射状小血管网即退色，去除压力又复现）以及肝掌（手掌大小鱼际或指端掌面潮红及成簇红斑，手掌较温热，用玻片压大小鱼际可见波动。足底也有同样变化），可有程度不同的黄疸，肝脏肿大而质地中等偏硬，多数脾脏肿大，部分病人有干燥综合征（口腔、鼻、咽、角膜干燥等）、关节炎、肾炎、皮疹等肝外表现。肝脏功能损害较显著，谷－丙转氨酶持续或反复增高，血浆球蛋白明显升高而白蛋白降低，白/球蛋白比例倒置，凝血酶原时间延长。有肝外损害者可有抗核抗体、抗平滑肌抗体、抗线粒体抗体、类风湿因子、狼疮细胞阳性。

名言

良医者，常治无病之病，故无病；圣人者，常治无患之患，故无患。

——《淮南子·说山训》

（2）慢性迁延性肝炎：病程超过半年，症状较轻，无或者有轻微黄疸。肝脏轻度肿大，质地中等偏软，脾脏一般不可触及。肝功能改变以单项谷丙转氨酶波动为特点。一般无肝外表现。

3. 重型肝炎　病毒性肝炎发生急性肝脏衰竭，称为重型肝炎。其特征是迅速发生的凝血酶原活动度降至40%以下，血清胆红素迅速上升而谷丙转氨酶迅速下降（胆酶分离），胆碱酯酶活性显著降低等急性肝功能不全征象。临床可以分为以下几种：

（1）急性重型肝炎（暴发性肝炎，急性黄色肝萎缩，暴发型肝坏死）：以急性黄疸型肝炎起病，于发病10日内发生明显的肝性脑病，黄疸急剧加深，肝界进行性缩小，出现明显出血倾向（如注射部位大片瘀斑），一般没有腹水。

常在 3 周内死于脑水肿或脑疝等并发症。

（2）亚急性重型肝炎（亚急性肝坏死，亚急性肝萎缩）：以急性肝炎起病，于发病 10 日 ~ 8 周出现明显的肝性脑病，乏力及消化道症状显著。临床上分重度黄疸腹水型和亚暴发肝衰竭型两型。

（3）慢性重型肝炎：在慢性活动型肝炎或肝硬化的基础上发生，临床表现类似亚急性重型肝炎，也可分为重度黄疸腹水型和亚暴发肝衰竭型。

（三）实验室检查

1. 实验室一般检查　除在临床表现中涉及的各项检验以外，常用的尚有谷草转氨酶（AST）、精氨酰琥珀酸裂解酶等。谷草转氨酶多升高，急性期谷丙转氨酶/谷草转氨酶常＞1，慢性期及肝硬化时常＜1；精氨酰琥珀酸裂解酶在急性期常升高，而且特异性强。

临床上常见到许多病人检查肝功能时只关心转氨酶多少，对其他更能反映肝脏受损程度的检查项目却不以为然，这是因为人们对转氨酶检查有所认识，而其他检查专业性比较强，不如转氨酶检查普遍，人们缺乏相关的知识。实际上，判定肝功能损害严重程度的指标是胆红素、白蛋白和凝血酶原时间，而不是转氨酶，转氨酶反应肝脏细胞炎症坏死，并不表示肝脏的整体功能状态以及病情轻重。

2. 抗原抗体检测　应用抗原抗体检测，可检出乙型肝炎。

人体感染乙肝病毒或患了乙肝后，血液中就可检测出乙肝病毒的标志，它们分别是：①乙型肝炎病毒表面抗原（HBsAg），②抗乙型肝炎病毒表面抗体（抗 -HBs），③乙型肝炎病毒 e 抗原（HBeAg），④抗乙型肝炎病毒 e 抗体（抗 -HBe），⑤抗乙型肝炎病毒核心抗体（抗 -HBc），⑥抗乙型肝炎病毒核心抗体 IgM（抗 -HBcIgM）。当在血液中检测出表面抗原（HBsAg）、核心抗体（HBcAb）、e 抗原（HBeAg）同时阳性，临床上称为"大三阳"；当在血液中检测出表面抗原（HBsAg）、核心抗体（HBcAb）、e 抗体（HBeAb）同时阳性，我们称之为"小三阳"。

以上 6 项的不同组合，其临床意义不同，详见表 1-1。

表 1-1 乙型肝炎抗原抗体检测结果及临床意义

HBsAg	HBeAg	抗-HBc	抗-HBcIgM	抗-HBe	抗-HBs	临床意义
+	+	−	−	−	−	急性 HBV 感染早期，HBV 复制活跃
+	+	+	+	−	−	急慢性 HBV 感染，HBV 复制活跃
+	−	+	+	−	−	急性 HBV 感染，HBV 复制中度
+	−	+	+	+	−	急性 HBV 感染，HBV 复制低度，或有变异株感染
+	−	+	−	+	−	HBV 复制停止或极低，或有变异株感染
−	−	+	+	−	−	平静的 HBV 携带状态，HBsAg 极低而测不出，HBsAg/抗-HBs 空白期
−	−	+	−	−	−	HBV 既往感染，未产生抗-HBs
−	−	+	−	+	−	抗-HBs 出现前阶段，HBV 复制欠活跃
−	−	+	−	+	+	HBV 感染恢复阶段
−	−	+	−	−	+	HBV 感染恢复阶段
+	+	+	−	−	+	不同亚型 HBV 再感染
+	−	+	−	−	−	急性 HBV 感染早期，慢性 HBV 感染，HBsAg 携带状态
−	−	−	−	−	+	自动免疫

有条件时可附加乙型肝炎病毒脱氧核糖核酸（HBV–DNA）、乙型肝炎病毒脱氧核糖核酸多聚酶（HBV–DNAP）、前 S_1 抗原、前 S_2 抗原的检测，以上各项阳性均表示乙型肝炎病毒复制，该病人有传染性。

需要说明的是，不管"大三阳"还是"小三阳"，它只代表病毒复制的程度，而不反映病情的轻重。"大三阳"，说明乙型肝炎病毒在人体内复制活跃，传染性强；"小三阳"则表明乙肝病毒复制减少，传染性减小。

3.肝脏活体组织检查 活体组织检查对疑似病例的确诊、慢性肝炎分型、肝硬化的有无等均有很大的意义。每一病例都应进行肝脏组织学检查，病情反复和病程漫长者应重复检查。

二、几种特别的肝病患者

在实际工作中，经常会遇到一些无症状乙型肝炎病毒携带者、准妈妈和老年人的咨询，因为这些人与一般的患者有所不同，这里对此做一说明。

小知识

儿童肝炎的特点

1. 儿童期患病毒性肝炎，以甲型肝炎为主，而且多为黄疸型。

2. 大于 6 月龄的肝炎患儿发生重型肝炎较多，除病情危重、病死率高外，一般病程较短，恢复尚彻底。

3. 儿童由于免疫系统不成熟，对入侵的肝炎病毒易产生免疫耐受，易成为病毒的慢性携带者。

1. 乙型肝炎病毒携带者　乙型肝炎病毒携带者在我国较多见。广义地说，凡血清或组织中乙型肝炎病毒标志物阳性者，无论有无症状，均应视为乙型肝炎病毒携带者。临床是指乙型肝炎病毒表面抗原阳性持续 6 个月以上而无任何症状和体征，肝功能正常者，又称慢性无症状乙型肝炎病毒表面抗原携带者。

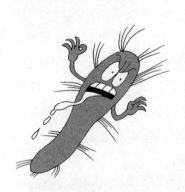

图 1-15

过去曾视为"健康"携带者，近来发现其中 50% ~ 90% 的肝组织存在着慢性迁延性或活动型肝炎，甚至肝硬化病变。乙型肝炎病毒表面抗原持续携带状态可达 20 年之久。但携带状态不是静止的，在诱因或其他肝炎病毒混合感染的情况下就能成为急性或慢性肝病病人。有些乙型肝炎病毒表面抗原阳性的血清中存在乙型肝炎病毒 DNA，表明这类病人有传染性。

我国的乙型肝炎病毒携带率较高，约为 10%，这些乙型肝炎病毒感染者中只有 50% ~ 60% 发展成肝炎，而发展成肝炎的病人中仅 1/3 左右发展成肝硬化及肝癌，多数患者预后良好。

2. 妊娠合并乙型肝炎　乙型肝炎发生在妊娠早期，一般较轻，预后较好，少见产科并发症；发生在晚期，容易合并妊娠中毒症；发生在分娩期和产褥期，容易引起大出血和继发性宫内感染和败血症。妊娠合并重型肝炎，可在短期内迅速恶化，病死率高。乙型肝炎对胎儿和新生儿的影响，常见者为流产、早产、死胎、新生儿窒息，但不增加胎儿畸形的发生。母体乙型肝炎病毒 e 抗原阳性者，新生儿感染的机会极大。

3. 老年人乙型肝炎　老年人病毒性肝炎（简称老年肝炎）在我国也常见。人到 60 岁以后，肝脏重量下降，肝实质细胞及肝血流量逐步减少，生理功能及机体免疫机能不断衰退，肝脏的各项代谢功能随年龄的增长而不断下降，肝脏的纤维组织不断增加。

老年肝炎有以下主要特征：

（1）发病多隐袭，开始症状轻或不明显，多数慢性肝炎缺乏明确的急性病史。

（2）临床症状以黄疸、肝肿大、乏力及纳差多见，其中黄疸多见而程度较重、持续时间长，皮肤瘙痒以及灰白便出现率较高。

（3）急性肝炎易转化为慢性，肝硬化和肝癌发生率高于非老年人，重型肝炎发生率高，腹水、消化道出血及肝性脑病发生率高，而肝脏缩小发生率低。

（4）常有高血压、冠心病、气管炎、糖尿病等夹杂症，由于抵抗力低下，易并发肺炎、胆道感染、原发性腹膜炎、泌尿系感染、皮肤感染、直肠周围脓肿、盆腔感染、败血症等。

（5）实验室检查常有胆红素、碱性磷酸酶增高，谷 - 丙转氨酶增加幅度不大，但持续时间较长，血清白蛋白降低，白 / 球蛋白倒置，可以有自身抗体形成，凝血酶原时间延长等。

（6）预后较差，病死率高。

对老年肝炎的诊断应注意：

（1）老年人常有多系统疾病，即使患有肝炎，有时可被其他疾病掩盖，故应特别警惕。

（2）老年肝炎的黄疸较重，多有肝脾肿大，少见发热，易误诊为阻塞性黄疸或其他疾病。

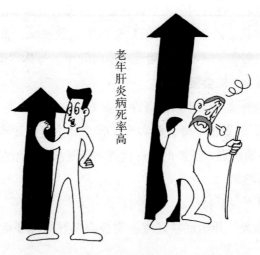

图 1-16

（3）老人肝胆肿瘤或其他原因所致的阻塞性黄疸多见，即使病毒性肝炎的诊断已确立，也要进一步检查（如 B 超、CT），以排除与肝炎混淆的疾病。

（4）老年人易出现消化道症状、意识障碍以及继发感染，注意不要把其他疾病引起的上述症状误诊为肝炎、肝性脑病，也不应把肝炎引起的并发症误诊为其他疾病。

三、乙型肝炎与其他疾病的鉴别

1. 胆囊炎、胆石症　可引起黄疸，一般有上腹绞痛，可伴寒战、高热，墨菲征阳性，白细胞总数及中性粒细胞增多，B 超有相应的声像。

2. 钩端螺旋体病　有疫水接触史，有结膜充血、腓肠肌压痛、淋巴结肿大等症状，血细胞总数增多。血清学及病原体检查可资鉴别。

3. 中毒性肝炎　有与化学药品接触史，或同时有其他表现。

4. 肝癌　发病年龄一般偏大，常有肝区剧痛，肝脏呈进行性增大，质硬，甲胎球蛋白增高。B 超或 CT 有诊断价值。

5. 其他　黄疸前期及无黄疸型肝炎应与胃肠炎、消化性溃疡、风湿热、血吸虫病等相鉴别。

四、乙型肝炎的并发症及后遗症

1. 乙型肝炎后综合征　本综合征即少数急性病毒性肝炎患者在黄疸消退、肝功能恢复甚至肝组织学检查也恢复正常以后，仍有上腹不适、食欲不振、乏力、肝区不适或疼痛等。这类症状一般不影响预后，常能自行恢复。

2. 乙型肝炎后高胆红素血症　此症也称之为肝炎后血胆红素增高症，主要因肝脏胆红素代谢障碍所致，见于个别病例。

其表现为：①临床症状消失，乙型肝炎已达临床治愈标准，但血清胆红素仍轻度增高，可持续数月至数年。②以间接胆红素升高为主，有小幅度、较快的波动，每于劳累或感冒后轻度升高，休息或感冒痊愈后可迅速下降。

3. 肝源性糖尿病　乙型肝炎可能引起胰腺病变导致胰岛素分泌减少，或肝炎引起组织细胞上受体改变使胰岛素与受体结合力降低而不能发挥作用，也可能由于肝脏对胰高糖素的灭活减少使血中胰高糖素增多，以慢性活动性肝炎及肝硬化比较常见，多数病人先有肝病症状，继之出现糖尿病，并随肝病的好转而好转乃至痊愈。

其临床表现很不一致，多有肝病症状，而缺乏糖尿病的症状及体征，仅实验室检查有糖尿病改变。少数病人多饮、多尿，但多无食欲亢进。即使糖尿病严重但继发糖尿病血管改变较罕见。少数可以发生酮症酸中毒甚至死亡。

4. 乙型肝炎合并脂肪肝　乙型肝炎合并脂肪肝的原因可能与肥胖、糖耐量异常、血液中性脂肪及脂肪酸增加有关。

其表现为：①肝炎后明显发胖；②一般情况良好，特别是食欲良好；③谷丙转氨酶轻、中度升高，其余肝功能多正常，血脂及胆固醇亦常增高；④超声波检查有脂肪肝波形，但确诊有赖于肝穿刺病理检查。

5. 乙型肝炎后肝硬化　该病简称为肝炎后肝硬化，慢性活动型肝炎、慢性迁延型肝炎和慢性乙型肝炎病毒携带者均可发展为肝炎后肝硬化。

（1）临床表现：肝炎后肝硬化的临床表现不尽一致，早期与慢性肝炎的临床表现相重叠，不易区分。少数病人长期无症状，而是在体格检查或突发上消化道出血、转变为肝癌或死于其他疾病作病理解剖时才发现。

1）肝炎后肝硬化的一般表现

①消化道症状：食欲减退，上腹部饱胀感，大便稀或腹泻，或肝区痛。

②健康状况衰退表现：倦怠乏力、体重减轻等。

③凝血功能障碍表现：鼻出血，牙龈出血，皮肤瘀点、瘀斑，月经过多等。

④内分泌功能紊乱表现：男性乳房发育，睾丸萎缩，阳痿和性欲减退，女性月经紊乱，闭经或不孕。

⑤糖代谢紊乱表现：高血糖或低血糖。

小知识

心理健康十条标准

1. 自我安全感。

2. 切合实际。

3. 不脱离环境。

4. 能了解评价自己。

5. 保持人格完整。

6. 善于从经验中学习。

7. 有良好的人际关系。

8. 适度发泄和控制情绪。

9. 有限度地发挥个性。

10. 恰当地满足个人需要。

⑥其他：慢性病容，肤色日趋灰暗或黝黑，失去光泽，面部毛细血管扩张，蜘蛛痣，肝掌，肝脏早期增大而后期缩小，右肋缘下不能触及，左叶增大而质地硬，很少压痛，脾常肿大并脾功能亢进，腹壁静脉日渐显露或曲张，痔疮形成，踝部可有凹陷形水肿，肝硬化活动时有发热（38℃～39℃），很少伴寒战。

2）肝硬化失代偿期主要表现：黄疸；上消化道出血；腹水；胸水；继发感染；其他：肝性脑病、肝肾综合征。

（2）肝炎后肝硬化肝功能检查表现

1）肝硬化的血清学检查

①长期血胆红素增高或尿胆原阳性。

②谷丙转氨酶、磷酸胆碱酶或其同工酶升高。

③谷草转氨酶 / 谷丙转氨酶 > 1。

④血浆白蛋白减少。

⑤凝血酶原时间延长。

⑥胆碱酯酶活性降低。

⑦胆固醇酯值或胆固醇 / 总胆固醇比值降低。

⑧血清结合胆酸升高等。

反映肝纤维和肝硬化的血清学检测如血清前胶原Ⅲ、血清板层素、单胺氧化酶、透明质酸酶等可增高。

有关肝硬化的血清学检查项目很多，但其价值均有局限性，并可能出现实验误差，因此单凭某项结果而作出诊断是不够的。

2）肝活检病理学检查：最有诊断价值，可以其判断肝硬化有无活动、与其他疾病鉴别、发现隐性肝硬化等。

3）影像学检查：食道吞钡 X 线检查或食道镜、胃镜检查可发现食道及胃底静脉曲张。超声扫描、CT 和磁共振可作为辅助检查方法。

6.肝性脑病　肝性脑病又称肝性昏迷，是指严重肝病时，因代谢功能障碍，毒性物质积聚，导致脑细胞功能障碍，出现神经精神症状，常危及生命的综合征。临床有慢性和急性两大类，前者多见于肝硬化失代偿期；后者多见于各类重型肝炎，也见于肝硬化病人，常因上消化道出血、大量摄食蛋白质食物、感染、使用损害肝脏的药物、大量利尿或者大量放腹水而诱发。

肝性脑病的诊断：

（1）病史：有严重的肝脏疾病如急性、亚急性、慢性重症肝炎，肝硬化失代偿期。

小知识

乙肝复发七大元凶

过度劳累、饮食不节、饮酒、误服或滥用药物、变更环境、季节变化、患其他疾病。

（2）临床表现

1）原发病的临床表现：如重型肝炎表现为黄疸、肝臭（呼吸及尿呈鱼腥样带芳香性甜味臭气）、出血倾向等，肝硬化表现为门脉高压症（脾肿大和腹胀、鼓肠、食欲减退、不规则腹泻等胃肠淤血症状，腹壁浅静脉、痔静脉、食管和胃底静脉曲张等侧支循环形成症状，腹水），肝掌，蜘蛛痣，男性阳痿、睾丸萎缩、乳房发育，女性月经失调、不孕等。

2）神经精神症状。

（3）实验室检查：肝功能明显异常，可有胆红素明显升高而转氨酶下降，所谓酶胆分离现象。肝硬化所导致者，血氨常增高；重症肝炎所导致者可增高，亦可正常。血清支链氨基酸与芳香氨基酸比值降低（正常值：3.27 ± 0.58），可小于1。脑电图呈特异慢波。

肝性脑病主要依据有重型肝炎或肝硬化失代偿期病史及其相应表现，在此基础上出现神经精神症状、肝功能异常、血氨增高、血清支链氨基酸与芳香氨基酸的比值降低等而确诊。

7. 肝肾综合征　肝肾综合征是严重肝病患者继发的功能性肾衰。以少尿、无尿、氮质血症及肾、肝功能衰竭而肾脏无实质性病变为特征。多种疾病可发生肝肾综合征，就病毒性肝炎而言，主要见于亚急性和慢性重型肝炎、病毒性肝炎后肝硬化及癌变。本征多为终末表现，病死率很高。

肝肾综合征的诊断依据以下几点：

（1）病史：严重肝病病人，无原发性肾脏疾病及任何已知的可导致肾衰竭的原因而于数日（急性）或数周（亚急性）出现肾衰竭，尿比重正常或偏高，尿钠减少而尿蛋白和显微镜下检查正常或变化很小者，应考虑为本病。

（2）临床表现：起病可以比较急，亦可以较缓慢，黄疸的程度也不一致，临床表现有较大差异。通常有大量腹水，早期表现主要为少尿，晚期可伴食欲不振、口渴、恶心、呕吐、嗜睡等，同时尿量愈来愈少，而腹水逐渐增多，血压也逐渐降低。

（3）实验室检查：尿比重正常或增高，尿钠<10毫摩尔/升，血尿素氮升高。晚期血肌酐亦升高。尿/血渗透压>1.5。尿蛋白及尿沉渣检查正常和轻度异常，肾脏组织学检查正常或轻度变化。

8. 乙型肝炎引起的出血　出血常见于重型肝炎和肝硬化，其中消化道出血是主要死因之一。可以依据以下两点做出诊断：

（1）具有原发病的症状和体征。

（2）鼻出血、齿龈出血、皮肤紫癜及女性月经过多，或呕吐咖啡色液体，呕血，便血。

9. 原发性肝癌　其病因是多因素的，但越来越多的证据表明乙型肝炎病毒感染与原发性肝癌有一定关系，少数乙型肝炎病毒感染者可转化为原发性肝癌。癌变的发生可经过肝炎后肝硬化阶段，也可不经过肝硬化阶段。其致癌的确切机制还不十分清楚，仍在进一步研究之中。

乙型肝炎的西医治疗

乙型肝炎是我国的一种常见病、多发病，该病的治疗目前尚无理想而有效的方法，导致一些患者四处求医失望而归。因此，我们认为有必要把乙型肝炎的西医知识作一介绍，使广大读者有所了解。但需要明确，得了乙型肝炎应该去正规医院接受正规治疗，千万不可比对此节内容自行用药。

一、一般治疗

1. 急性期应卧床休息，待症状明显缓解后可以逐渐活动。急性肝炎一般需要一个来月，肝功能才能恢复正常。正常后，一般需要休息 1 个月，肝功能两次检查正常后，才可恢复工作。刚恢复工作时，应避免重体力劳动，最好不要上夜班。半年后可恢复正常工作。慢性肝炎复发的患者在肝功能异常期间，都应休息。肝功能两次正常后才能恢复轻工作，肝功能稳定正常半年以上，可恢复正常工作。重型肝炎患者的休息时间要比一般肝炎患者增加 1 倍。

2. 饮食以清淡及足够热量为宜，进食热量不足者可以静脉滴注 10% 葡萄糖注射液 1000 ～ 1500 毫升。

3. 急慢性肝炎在治疗过程中均应避免损害肝脏药物的应用，如氯丙嗪、三氟拉嗪、异烟肼、对氨水杨酸、利福平、辛可芬、保泰松、闷可乐、磺胺类、金霉素、新生霉素、呋喃妥因、氟烷、眠尔通、红霉素丙酸酯、灰黄霉素、甲苯磺丁脲、硫氧嘧啶、他巴唑、苯巴比妥、阿司匹林、水杨酸钠、消炎痛、甲基多巴、利眠宁、阿的平、双醋酚汀等。

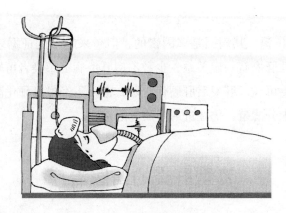

图 1-17

4.避免饮酒。酒精也就是乙醇，它到体内后，主要通过肝脏解毒、代谢而排出体外。它不但加重了肝脏的负担，还对肝细胞有很大的毒性。有人对长期饮酒者做过研究，每天饮4两，10年就可以发展成为肝硬化。如酒精和病毒共同作用，对肝脏的损害就更大了，因此肝炎患者千万不要饮酒。

5.服用护肝恢复肝功能药物。适用于各型肝炎及肝硬化，但是仅可起到辅助及间接作用。这些药物可以减轻肝脏炎症，促进肝细胞再生，但并不是治疗乙肝的主角。

这类药物研究时间最长，疗效最明确，使用最广，价钱相对低廉，包括护肝降酶、护肝退黄及护肝改善蛋白代谢三种类型。它们分别适用于各型肝炎、肝硬化出现转氨酶、胆红素升高或白蛋白降低、白/球蛋白比值倒置等情况。

其中护肝降酶药物是使用最为广泛、疗效最为突出的一类药物，如五味子、甘草制剂。临床上所见到的病毒性肝炎病人，几乎都伴随有转氨酶升高这一现象，一般情况下，使用护肝降酶药物都可收到立竿见影的效果。这些药物虽然降酶迅速，但不能突然停药，否则转氨酶会迅速"反跳"，应逐渐减量，维持一到两年。

护肝退黄药物适用于各型肝炎以及肝硬化患者出现胆红素升高（即出现黄疸），如西药门冬氨酸钾、熊去氧胆酸及中药丹参注射剂等。其中西药退黄主要适用于伴随有淤胆特点的肝炎。

护肝改善蛋白代谢药物，如口服氨基酸胶囊、马洛替酯等，主要适用于慢性肝炎（一般为中度以上）或肝硬化患者出现白蛋白降低、球蛋白升高、蛋白比值倒置，价钱便宜，疗效尚可。若是肝硬化晚期出现腹水、低蛋白血症，一般需输入人血白蛋白，价格则十分昂贵。

护肝恢复肝功能的药物疗效明确并且显著，遗憾的是它们并非根治乙肝的方法，它们属于乙肝的"治标"办法（即缓解乙肝的方法）。它们可以解决乙肝的一些表面现象，如缓解肝脏炎症、促进肝细胞再生等等。

二、急性肝炎的治疗

绝大多数急性乙型肝炎是自限性疾病，仅需休息、饮食和一般对症处理即可恢复。但少数病人可复发，或转为慢性感染。

急性乙型肝炎无特异性治疗方法，主要是对症和支持处理。病情的恢复主要是自然结果，任何治疗都很少能缩短其自然病程。一些辅助药物的综合效果可能缓解一些症状，但疾病的痊愈与特定药物无关。在此需要着重指出的是本书中所提到药物的用法、用量如未作特殊说明均为成人用量。小儿或有其他疾病者需遵医嘱用药。

1. 恶心呕吐　溴化甲基胃复康，每次 5～10 毫克口服，每日 3 次；或 20～40 毫克，肌肉注射。

2. 食欲不振或腹胀

（1）维生素 B_1 每次 130 毫克，口服，每日 3 次。

（2）维生素 C 每次 200 毫克，口服，每日 3 次。

3. 黄疸　维生素 AD 0.5 毫升，肌肉注射，每日 1 次，用 1～2 周。

4. 瘙痒　异丁嗪每次 5 毫克，口服，每日 2 次；或消胆胺每次 2～3 克，口服，每日 3 次。

5. 失眠　安眠酮 0.1～0.2 克，或导眠能 0.5 克，或安定 5 毫克，睡前口服。

6.明显乏力　试用能量合剂（ATP 20 毫克，辅酶 A 50 单位，细胞色素 C 15 ~ 30 毫克，胰岛素 6 ~ 8 单位，10％葡萄糖注射液 250 ~ 500 毫升）静脉滴注，每日 1 ~ 2 次；肝泰乐每次 0.1 ~ 0.2 克，口服，每日 2 ~ 3 次。

7.谷丙转氨酶长期不降　维丙肝 80 毫克，肌肉注射，每日 1 次，疗程 2 ~ 4 周。联苯双酯每次 25 ~ 50 毫克，口服，每日 3 次，疗程 3 ~ 6 个月或更长。

三、淤胆型肝炎的治疗

急性病例按急性肝炎的一般治疗和对症治疗多能恢复。

若黄疸持续不退者，可选用下列药物：

1.利胆素，每次 0.5 克，口服，每日 3 次，连用 15 ~ 30 日。

2.10％葡萄糖注射液 500 ~ 1000 毫升，加维生素 C 2 ~ 3 克，10％氯化钾 10 ~ 20 毫升，肝泰乐 200 毫克，静脉滴注，每日 1 次，15 ~ 30 日为一疗程。

四、慢性肝炎的治疗

病情恶化期治疗同急性肝炎。若病情反复和肝炎病毒复制指标持续阳性，可酌情选用以下药物。

1.抗肝细胞损害药

（1）强力新 40 ~ 80 毫克溶于 10％葡萄糖注射液 250 ~ 500 毫升，静脉滴注，每日 1 次，30 日为一疗程。

（2）益肝灵每次 2 片，口服，每日 3 次，疗程 3 个月。

小知识

乱吃药易得药物性肝病

药物大多经过肝脏、肾脏代谢，吃药不当时肝脏、肾脏是最先受害者。肝脏负责解毒，但本身也会中毒。很多人有个错误的概念，以为肝不好就需要"补肝"，拼命吃药，结果越补洞越大——产生了药物性肝炎。

2. 免疫增强剂　免疫增强剂可以提高机体细胞免疫功能和诱导内源性干扰素产生，促进乙肝病毒抗原指标转阴。客观地说，免疫制剂仍然属于乙肝的辅助治疗，但是，这项辅助治疗的代价太高，免疫增强剂价格十分昂贵，临床应用受到患者经济水平的限制。

（1）胸腺素每日 10 ~ 20 毫克，肌肉注射，或加入少量葡萄糖中静脉滴注，疗程 2 ~ 3 个月。注射前作皮试。

（2）特异性免疫核糖核酸每次 2 ~ 4 毫克，淋巴结内及其周围注射，每周 2 次，3 个月为一疗程。

（3）白细胞介素 -2 肌肉注射，每次 1000 ~ 2000 单位，疗程 28 ~ 56 日。

（4）自体淋巴因子激活性杀伤细胞回输：将白细胞介素 -2 5000 单位加入乙型肝炎病人抗凝血 50 毫升中，置二氧化碳孵箱培养 6 ~ 8 小时后，再回输给病人，每 2 日 1 次或每周 2 次，12 次为一疗程。

3. 促进蛋白合成药　马洛替酯每次 200 毫克，口服，每日 3 次，疗程 3 ~ 6 个月。

4. 抗病毒药物　抗病毒治疗是治疗慢性乙肝的根本，抗病毒治疗开展的最佳时机是乙型肝炎病毒 DNA 阳性，谷丙转氨酶反复波动时。

小知识

新生活原则

以健康为中心；糊涂一点，潇洒一点；忘记年龄，忘记名利，忘记怨恨；有个伴，有个窝，有点钱，有好友。

乙肝的抗病毒治疗是乙肝治疗的核心和关键内容，也是治疗乙肝的难点所在，它是一块"硬骨头"，目前还未"啃"下来。目前的抗病毒药物能起到抑制乙肝病毒复制、改善肝功能的作用，部分患者的肝脏纤维化还可能逆转，但就目前的科技水平，没有一种药物能将乙肝病毒完全清除。

在不同时期我国治疗乙肝有不同的"主打"药物，如西药干扰素、拉米呋啶及中药肝炎灵注射液等，但绝大多数的抗病毒西药是"昙花一现"，疗效不佳。20 世纪 90 年代，干扰素被隆重推荐给国人，当时曾被视为乙肝克星，盛行了六七年，但是由于疗效不尽如人意（种族差异、副作用、价格昂贵等因素决定其不适合中国人），也逐渐在走下坡路，代之的是拉米呋啶，这是最新的抗病毒药物。

拉米呋啶的出现，打破了20年来干扰素作为唯一抗乙型肝炎病毒治疗的局面，是乙型肝炎临床治疗学的一起重要事件。它具有鲜明的特点：抗病毒效应极其迅速，临床缓解较好，不良反应很少。同时也存在不足之处：乙型肝炎病毒e抗原转阴率低，疗程较长，耐药变异率高。拉米呋啶对于乙型肝炎病毒，就像是警察与小偷一样，"警察"（拉米呋啶）所起的作用是将"小偷"（乙型肝炎病毒）赶到"拘留所"（细胞核）里，把它们禁闭起来，等待其自然灭亡，但不能剿灭它们，一旦"警察"撤走，"小偷"就可能出来兴风作浪。

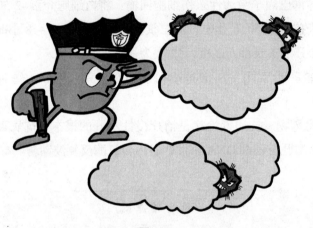

图 1-18

（1）适应证：拉米呋啶的适应证与干扰素相同。因其不良反应很少，故其应用比干扰素限制少，并能用于不能耐受干扰素的病人。拉米呋啶还可用于代偿性活动性肝硬化的治疗。对于失代偿性肝硬化拉米呋啶治疗虽未经临床验证，已有的治疗报告未见有明显不良反应，可在观察下使用。在预防肝移植乙型肝炎病毒再感染方面，拉米呋啶具有良好的作用。

（2）治疗方案：100毫克，每日1次，疗程至少1年，待乙型肝炎病毒e抗原转阴，再维持3～6个月。乙型肝炎病毒e抗原阴性的患者，疗程至少需要2年。疗程较长，需要个体化。

基础病毒水平过高或免疫耐受的病人需长期应用拉米呋啶，耐药变异的发生率很高，如选择拉米呋啶治疗，疗程9个月后需密切观察。

治疗 6 个月后，每 3 个月检测乙肝病毒耐药变异和病毒定量，发现变异后及时研究对策。

乙肝病毒耐药变异发生后仍继续用拉米呋啶治疗的病人，如发现血清病毒水平明显增高和（或）血清转氨酶增高，应停药，改用其他治疗。

发现乙肝病毒耐药变异后停药的病人，需密切观察，警惕停药后病情急性加重。3 个月后开始检测，如野毒株转换，可再用拉米呋啶治疗，但可能再次变异，且发生较早。

抗病毒药物疗程较长，因此慢性肝炎患者一定要树立长期治疗的观念，也就是通过持续控制病毒复制，阻止病情进一步发展。

另外治疗期间的定期检查也非常重要。定期检查能监测抗病毒治疗的效果，如果某种药物治疗无效，就应该更换其他药物治疗；如果达到疗效，继续治疗一段时间后停药；如果用药期间出现病情反复，可能是因为病毒发生了变异，对药物产生了耐药。还有在治疗期间可能会发生一些不良反应，如干扰素可能引起白细胞下降和肝功能异常等。这些都需要定期检查才能及时发现。

五、重型肝炎的治疗

1. 一般支持疗法　绝对卧床休息，蛋白质摄入量应低于每日 0.5 克 / 千克体重。不能进食者可输入 10% ~ 15% 葡萄糖注射液，并加入能量合剂，每日输液量以 1000 ~ 1500 毫升为宜。注意补充维生素如 B、C、K 等。每日或隔日输新鲜血或血浆、白蛋白。随时监测水、电解质及酸碱平衡情况，如有异常应及时纠正。

2. 免疫调节疗法　胸腺素每日 10 ~ 20 毫克，静脉快速滴入或肌肉注射，3 个月为一疗程。配合输注新鲜血或血浆。

3. 抗肝细胞坏死和促进肝细胞再生疗法

（1）白蛋白注射液每次 5 克，加入 10% 葡萄糖注射液内滴注，每周 3 次。

（2）14- 氨基酸注射液 -800 或肝安 250 毫升与等量 10% 葡萄糖注射液缓慢静脉滴注（不少于 3 小时），每日 1 次。本药与白蛋白有类似作用。

（3）新鲜血浆 200 毫升静脉滴注，可多次使用。鲜血则不宜多用，因其影响黄疸的消退。

4.抗病毒治疗　α 干扰素开始 360 万单位，肌肉注射，每日 1 次。一周后每 2 日 1 次，剂量可减至 100 万 ~ 200 万单位，4 ~ 6 个月为一疗程。应用干扰素前先口服泼尼松 10 毫克，每日 3 次，共 2 周。

5.防治肝性脑病

（1）一般治疗：常规吸氧，有条件者，可用高压氧。静脉补液以 10% 葡萄糖注射液为主，可适当提高浓度，葡萄糖总量可达每日 300 ~ 400 克，液体量每日 2000 毫升，不宜超过 2500 毫升。有浮肿、脑水肿者减少补液量，并限钠（氯化钠 < 3 ~ 5 克 / 日，腹水多者不给或 < 0.25 克 / 日）。重度缺钠者，入水量每日 700 ~ 1000 毫升，并给高渗盐水，使血钠纠正到 120 毫摩尔 / 升。合并肝肾综合征时，入水量限制在 1000 ~ 1500 毫升 / 日，或以前一日尿量加 1000 毫升为当日输液总量。躁动不安者，用异丙嗪 25 毫克，或安定 10 毫克，或海俄辛 0.3 毫克，肌肉注射。

（2）降低血氨：抑制肠道产氨和氨吸收。

1）停止进食蛋白质食物，神志恢复后可给蛋白质 20 克 / 日，逐渐增至 50 ~ 60 克 / 日。

2）口服新霉素：1 ~ 2 克 / 日，或巴龙霉素、卡那霉素 2 克 / 日，分次口服或灌肠。

（3）移除体内的氨

1）谷氨酸盐：用 28.7% 的谷氨酸钠 40 毫升，溶于 10% 葡萄糖注射液 500 ~ 1000 毫升中，每日 1 次。血钾低者用 31.5% 谷氨酸钾 40 毫升，溶于 10% 葡萄糖注射液 500 ~ 1000 毫升中静脉滴注（为防止高血钾的产生，亦可与谷氨酸钠合用，各取半量）。近年认为谷氨酸盐类不易透过血脑屏障，易碱化血液，反而加重肝性脑病，但对慢性轻型肝性脑病可能有效。

2）乙酰谷酰胺：100 ~ 600 毫克 / 次，溶于液体中静脉滴注，每日 1 次，对早期病人可能有效，本药可能引起血压下降。

（4）对抗假神经递质：左旋多巴，以静脉滴注为好，首剂 100 毫克，溶于葡萄糖注射液 200 ~ 500 毫升中，2 小时左右滴完，以后每 12 小时递增 100 毫克，至神志情况进步时不再递增，苏醒后逐渐减量至停药，每次可达 300 ~ 600 毫克，每日剂量可达 600 ~ 1200 毫克。疗程不超过 1 周，禁与维生素 B$_6$ 及麻黄碱同用，用药前可肌肉注射甲氧氯普胺 10 毫克，防止催吐副作用。本药副作用及用药禁忌较多，需在医生指导下用药。

（5）纠正氨基酸失衡：静脉滴入支链氨基酸溶液，如 F080，每次 1 瓶，每日 1～2 次。本品尚可补充营养。该药对慢性肝性脑病疗效较好，对急性肝性脑病还不能肯定。也有人认为总的疗效不能肯定，因此不能作为常规用药加以推荐。

（6）改善肝细胞功能：静脉输入能量合剂，使用胰高糖素/胰岛素疗法。

（7）其他：胎肝细胞悬液输注可能疗效较好。腹膜透析、血液透析、换血疗法、换血浆疗法、药用炭血液灌注法、体外动物肝脏灌注法、肝移植等有不同程度降低血氨及毒性物质的作用。

6. 防治脑水肿　20% 甘露醇或 25% 山梨醇，每次 1 克/千克体重。半小时内快速滴注，每 6～12 小时 1 次。症状好转后，延长给药时间，逐渐停药。

7. 出血的防治

（1）一般治疗：出现上消化道出血者应绝对卧床休息，精神紧张者，给少量安定。禁食 1～2 天，逐渐改为流质、半流质饮食，然后过渡到普食。注意观察呕血与黑便情况，定时测血压、呼吸、脉搏，动态观察红细胞计数、血红蛋白等。出血量多者迅速建立静脉通路，快速补液。注意预防和治疗感染，合理选用抗生素。

（2）输血：应输入新鲜血，因其不仅可以补充血容量，而且可提供各种凝血因子，避免诱发或加重肝性脑病。当脉搏＞120 次/分，血压＜12/8 千帕，血红蛋白＜82 克/升，则是输血的客观指针，原则上每次输 200～400毫升，每周 2 次。亦可输入新鲜血浆。当血小板＜30×10^9/升时，可输入血小板，输后以血小板升至（50～60）$\times 10^9$/升较为安全。

（3）止血药物的应用

1）10% 孟氏液：10～15 毫升经胃管注入，如一次收敛不显著，可于 4～6小时后重复使用。有报道该药在出血创面上能形成一层黑色牢固附着的收敛膜，从而达到止血目的。

2）维生素 K_1：10～20 毫克肌肉注射。如维生素 K 缺乏者，常能迅速取效。给药 6～24 小时后复查凝血酶原时间，待恢复后，仍维持数天。

其他止血药亦可选用，如止血敏 0.5 克肌肉注射或稀释后静脉注射，4～6小时 1 次，或 2.5～5 克加入葡萄糖注射液 500 毫升中静脉滴注。安络血 10

毫克肌肉注射，每日 2 ～ 3 次。止血芳酸每次 0.1 ～ 0.2 克，用葡萄糖注射液稀释静脉注射，每日 2 ～ 3 次。

（4）胃黏膜糜烂或溃疡所致出血的治疗：在选用上述治疗方法同时，选用下列药物和治法。

1）冰盐水洗胃：用 3℃ ～ 5℃ 盐水 500 ～ 800 毫升反复冲洗，总量为 2000 ～ 3000 毫升，迅速止血率可达 84.9%，但是灌洗停止后可导致更大出血，故很少应用。

2）去甲肾上腺素疗法：去甲肾上腺素 8 毫克加入生理盐水 100 毫升内，向胃内间歇灌注；或 16 毫克加入 50% 葡萄糖注射液 500 毫升中，于 5 小时内胃管滴入；或去甲肾上腺素 8 毫克加生理盐水 250 毫升，腹腔内滴入；或去甲肾上腺素 1 ～ 2 毫克加入 5.5% 氢氧化铝凝胶口服，每次 20 毫升，每日 3 ～ 4 次。

小知识

中产十大焦虑

表面风光，内心彷徨。

容颜未老，心已沧桑。

成就难有，郁闷经常。

比骡子累，比蚂蚁忙。

扪心自问，能比谁强？

3）H_2 受体拮抗剂治疗：甲氰咪胍 0.2 ～ 0.3 克，以 100 毫升生理盐水或葡萄糖注射液稀释，缓慢静脉注射，6 小时 1 次，但本药可损害肝脏；雷尼替丁 50 毫克稀释后缓慢静脉注射，每日 1 次，本药可损害肝脏；或洛赛克 20 ～ 40 毫克静脉注射，每日 1 次，该药止血效果好，无明显副作用。

（5）静脉曲张破裂出血的治疗：除运用止血药和输血以外，可加用下列药物和治法。

1）降低门脉压药物：垂体加压素 10 ～ 20 单位溶于 5% 或 10% 葡萄糖注射液 20 毫升中缓慢静脉注射，适用于紧急情况，继以 20 单位溶于 5% 葡萄糖注射液 200 毫升中静脉滴注，滴速为 0.3 ～ 0.6 单位 / 分钟，24 小时总量不超过 80 ～ 100 单位。出血停止 12 小时后逐渐减量至停用。该药通过收缩内脏小动脉，减少内脏以及门脉血流量，从而降低门脉压。副作用是使冠状动脉收缩、肾血管痉挛，因此有冠心病、高血压、肾功能不全者禁用。为避免发生心肌损害及心衰，有主张同时含化硝酸甘油 0.5 毫克，20 ~ 30 分钟 1 次，不超过 2 毫克 / 日，或同时含化三硝酸异山梨醇 5 ~ 10 毫克，4 ~ 6 小时 1 次。

三甘赖血管加压素，首剂 2 毫克静脉注射，4 ~ 6 小时后 1 毫克 /4 小时静脉注射，总量可达 10 毫克。本药有收缩内脏血管作用，对心脏供血影响小，一次注射可维持血管张力 10 小时，不必持续滴注。

上述药物用于出血停止后或过去曾有静脉曲张破裂出血而需预防再出血者。但可升高血氨，诱发肝性脑病。

2）其他治法：三腔二囊管压迫止血、食管静脉曲张血管套扎术。在曲张静脉端周围或曲张静脉内注射鱼肝油酸钠、无水酒精等硬化剂，以栓塞止血等。

8. 腹水的治疗　安体舒通 20 毫克，双氢克尿噻 25 毫克，口服，每日 2 ~ 3 次。或氨苯喋啶 50 毫克，速尿 20 毫克，口服，每日 2 ~ 3 次。上述药物与白蛋白、血浆配合使用可提高疗效。

小知识

由中国自行研制的甲、乙型肝炎联合疫苗 2005 年 1 月 12 日获得国家食品药品监督管理局颁发的生产文号，已正式上市。这是中国自主开发生产的第一支甲、乙肝联合疫苗，可同时预防甲型肝炎、乙型肝炎两种疾病。

---

9. 感染的防治　重型病毒性肝炎患者免疫功能低，极易继发细菌感染，运用肾上腺皮质激素和广谱抗生素治疗的病人又容易继发霉菌感染。其中以原发性腹膜炎、肠炎、肺炎、泌尿系感染、胆系感染、败血症为多见。

（1）细菌感染

1）环丙氟哌酸：口服，每次 0.5 ~ 0.75 克，每日 2 次。或静脉滴注每次 0.1 ~ 0.2 克，每日 2 次。

2）氨苄青霉素：2 ~ 4 克 / 日，分 2 ~ 4 次肌肉注射，或用每日半量溶于葡萄糖注射液 100 毫升中静脉滴注，每日 2 次。

3）其他广谱抗生素：如其他第二、三代头孢菌素，氨基糖苷类如丁胺卡那霉素等。

（2）霉菌感染

1）制菌霉素：每次 50 万 ~ 100 万单位，每日 4 次，口服。

2）5- 氟胞嘧啶（氟胞嘧啶）：每日 4 ~ 8 克，分 4 次口服。或每日 8 克，分 2 次静脉滴注。

3）氟康唑：静脉滴注，第一日剂量 400 毫克，以后每日 200 ~ 400 毫克。

10. 防治肝肾综合征

（1）一般治疗：积极治疗基础肝病。预防和消除肝肾综合征可能的诱因，如感染、出血、电解质紊乱、大量放腹水，利尿治疗中体重减轻以 < 0.5 千克 / 日为宜。肝肾综合征前期可大剂量利尿，有人认为以氯苄唑胺 30 毫克 / 日口服比应用速尿为好。肝肾综合征一旦发生，应严格限制入水量，每日 500 ~ 1000 毫升加前一日尿量为宜。

（2）扩容治疗：适宜于早期，可用右旋糖酐、白蛋白，亦可用冻干血浆、全血等，若尿量明显增加则继续补液。有人认为扩容治疗效果不好，且易诱发食道静脉破裂出血及肺水肿，应限制使用，但对具有过量利尿，大量或多次放腹水、出血等引起血容量减低因素者可用。

（3）解除肾血管痉挛：由于肾血管痉挛是肝肾综合征的重要原因之一，故解除肾血管痉挛可能有效。

1）莨菪类药物：山莨菪碱 30 ~ 60 毫克，加入葡萄糖注射液中静脉滴注，或分次静脉注射。或东莨菪碱 0.3 ~ 0.5 毫克静脉注射，每日 1 ~ 3 次，适于狂躁病人。

2）多巴胺：20 毫克加入葡萄糖注射液 500 毫升，以每分钟 20 滴速度静脉滴注，或 20 ~ 40 毫克腹腔内注射。

3）腹腔减压：反复穿刺放腹水以增加肾血流量、肾小球滤过率及尿量。有人主张每天放腹水 4000 ~ 6000 毫升，直至腹水消失，并在每次放腹水后补充白蛋白 40 克。但有人认为对慢性重型肝炎病人，如有大量腹水而一般情况尚好者，放腹水量减至 500 毫升 / 日，并同时补充白蛋白。

（4）其他：腹腔 - 颈静脉分流术、血液透析、血浆置换、肝移植术者，均可根据条件选用。

11. 其他疗法

（1）血浆置换疗法适用于重型肝炎经综合治疗无效，病情恶化出现肝性脑病病人，每日可置换血浆 800 ~ 1200 毫升，每周 2 次，一般治疗 4 ~ 6 次。

（2）血液透析用于重型肝炎有降低血清胆红素作用，对肝性脑病及肝肾综合征患者均适宜。

六、妊娠合并乙型肝炎的治疗

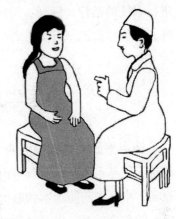

妊娠合并病毒性肝炎，可继续妊娠。目前多数学者认为人工中止妊娠可能有害，因为手术本身即可加重肝脏的负担，但对病毒性肝炎的治疗则应更积极。

如属黄疸型应收容入院，按照较重肝炎处理，争取肝炎痊愈后再分娩；若症状较重，特别是高度乏力，严重恶心、呕吐，凝血酶原活动度明显下降，应按重型肝炎抢救。

图 1-19

临产时若产力不足、滞产，应设法尽量缩短产程；临产时若黄疸较深，应积极防止大出血，给予维生素 K，输注新鲜血浆或鲜血，产时保护好会阴，产后立即用宫缩剂等，为防止继发感染，产后常规用抗生素。

此外，产后应回奶，母婴隔离，婴儿用人工喂养。母体乙型肝炎病毒表面抗原阳性，尤其伴乙型肝炎病毒 e 抗原阳性者，新生儿娩出后立即接种乙肝疫苗，接种越早越好，最迟不超过 24 小时。

七、老年人乙型肝炎的治疗

老年肝炎的治疗原则与非老年相同，但应注意：

1. 易发生低蛋白血症、脱水、低血钾，故主张供给蛋白质每日 1～1.5 克/千克体重，如口服困难，可静脉补充复方氨基酸、白蛋白、血浆等，随时纠正水、电解质失衡，即支持疗法更为必要。

2. 用药应当慎重，以免加重肝脏负担。

3. 如有多器官疾病而治疗有矛盾时，要权衡利弊，以防加重肝脏或其他器官损害。

4. 一旦发生感染，应积极治疗，但应选择对肝脏无毒或低毒抗生素，用量偏小。

　　因为乙型肝炎的治疗是复杂的，希望患者到专科医院在医生的指导下，进行系统的治疗，做到：明确诊断，判断病情，合理治疗，定期复查。只有这样，才能提高乙型肝炎患者的生活质量，花最少的钱，治最大的病！

中医学对病毒性肝炎的认识

　　病毒型肝炎属于中医的"黄疸"、"胁痛"、"积聚"等范畴。中医学对它的认识，基本上是以《黄帝内经》的理论为基础，以后历代医家又不断地发展充实，中医中药防治本病取得了长足进展，逐渐形成了比较完整的体系。这一完整的理论体系，仍是目前对病毒性肝炎辨证论治的基础。

　　病毒性肝炎的病因有内外两方面，外因多由感受湿热疫毒，内因则与正气亏虚、内伤不足有关，而内外因又密切相关，正虚是发病的基础，湿热疫毒是致病的外因，两者相得，病乃滋生。当湿热疫毒入侵机体后，若正盛邪微，则可驱邪外出，临床上可不出现症状或临床表现轻微。若正盛邪实，临床多表现为实证，预后一般较好。若正虚邪恋，正邪呈相持胶着状态，则病情迁延难愈。若邪实正衰，正不胜邪，则病情危重，难以挽回。因此，在临床上必须将正气的盛衰放在首位。

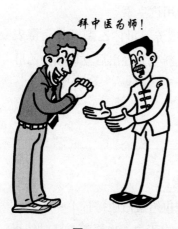

图 1-20

　　导致正气衰弱的原因主要有先天不足、饮食失养、劳倦损伤等。饮食是人体营养的来源，是人体生命活动必不可缺少的物质基础。对于病毒性肝炎致病外因的认识，非六淫外邪，当属"杂气"、"杂疫"之范畴。

　　病毒性肝炎的发病主要是湿热疫毒入侵与内蕴湿热相搏，湿热蕴结不解所致。湿热疫毒从外感受，先犯中焦脾胃。由于湿热困阻，中焦郁而不达，土壅木郁，病及肝胆，其病乃成。而体内湿热的产生，肝脾不和亦为关键所在。肝体阴而用阳，性喜条达，主疏泄而恶抑郁。由于肝郁不疏，横逆犯脾，而致木滞土壅，气滞则湿郁，湿郁化热，这是产生体内湿热的基础。肝胆受邪，疏泄条达失常，气机因而滞塞，络脉因而痹阻，证之临床则发为胁痛。湿热内蕴，疫毒再至，内外相引，壅滞不解，毒结肝胆，肝失疏泄，胆汁不循常道而外溢，熏于肌肤则为急性黄疸型肝炎；若湿热疫毒虽盛，但胆汁尚能正常排泄，虽发病而无黄疸，其多为湿热中阻脾胃。

小知识

如何评价中药在治疗肝炎方面的功效？

中药在恢复肝功、调整免疫功能以及抗纤维化等方面具有优势，但却解决不了乙肝的核心问题——抗病毒。

急性病毒性肝炎失治、误治、病重药轻、祛邪不尽等常可导致湿热疫毒残留，因湿为阴邪，其性重浊黏腻，与热相合，蕴蒸不化，胶着难解，病势缠绵难愈，则形成慢性迁延性肝炎和慢性活动性肝炎。

另外，急性重症肝炎后期和慢性重症肝炎可转为阴黄，有因虚而黄、寒湿成黄或阴虚夹瘀之别，宜辨证精确，不可误治。

急性肝炎治疗的重点在于祛邪。祛邪与扶正应根据病情灵活应用。湿热重，正虚不明显时，以清利湿热为主，在恢复期阶段稍事调理肝脾即可；湿热稍重，正气也虚时，先治其标，后治其本，等湿热渐减，肝功能好转，而后再以扶正为主，兼清余邪；湿热轻，正虚明显时，应以扶正为主，祛邪为辅。故应详细辨证，灵活应用，以"治病求本"。慢性肝炎的治疗，应当扶正以祛邪，即从整体观念出发，重视调整肝、脾、肾各脏的功能，同时要注意调理气血，而达正复邪去病安。

临床上我们根据中医辨证理论，分析气血阴阳和寒热虚实，抓住疾病各阶段的主要矛盾，进行辨证论治，主要把它分为以下几种类型：

一、急性病毒性肝炎

1. 湿热黄疸型

症状：身目黄色鲜明，口渴，心烦，恶心欲呕，脘腹满胀，小便短赤，大便秘结，苔黄腻或黄糙，脉弦数或滑数。

治法：清热解毒，利胆退黄。

方药：茵陈蒿汤加味。茵陈30克，生大黄9克，生山栀15克，黄柏9克，车前草10克，泽泻15克，猪苓15克，虎杖9克，厚朴15克。

2.肝郁气滞型

症状：胁肋胀满或胀痛，偏于右侧，或病无定处，精神抑郁，或急躁易怒，胸胁满闷，时太息，或咽中梗塞，随情绪变化而加重或缓解，妇女可出现经期乳房胀痛和月经不调，苔薄白，脉弦。

治法：疏肝解郁，行气活血，解毒祛邪。

方药：逍遥散加味。柴胡12克，当归15克，白芍12克，茯苓15克，白术12克，香附12克，陈皮12克，郁金15克，丹参15克，制鳖甲9克。

3.气滞血瘀型

症状：右胁疼痛而灼热，肝脏肿大压痛，可见肝掌、蜘蛛痣、面部赤丝如缕，面目及全身发黄而晦暗，低热，五心烦热，咽红或痛，口干口苦，牙龈红肿出血，鼻出血，舌质红，或紫暗，或有瘀斑瘀点。

治法：疏肝理气，活血化瘀。

名人语录

爱情就像存在银行里的一笔钱，能欣赏对方的优点，就是补充收入，能容忍对方的缺点，这是节省开支。

——三毛

方药：膈下逐瘀汤加减。桃仁12克，红花9克，五灵脂12克，元胡15克，乌药10克，川芎12克，香附12克，当归15克，赤芍12克，丹皮10克，枳壳12克，银花10克，连翘10克，甘草6克，制鳖甲9克，益母草15克，大黄䗪虫丸3丸。

4.肝胃不和型

症状：胸胁胀痛，口苦咽干，恶心欲呕，食欲不振，厌食油腻，或往来寒热，舌淡红，苔薄白，脉弦。

治法：和解少阳，疏肝和胃。

方药：小柴胡汤加减。柴胡 15 克，黄芩 9 克，枳壳 12 克，陈皮 12 克，竹茹 9 克，茯苓 12 克，板蓝根 10 克。

二、慢性肝炎

1. 脾虚湿困型

症状：身目俱黄，其色较晦暗，畏寒喜暖，四肢欠温，脘痞腹胀，得热则减，口淡不渴，饮食喜热，纳呆食少，四肢困重，大便清稀，小便不利，舌淡或暗，苔白腻或白滑，脉沉缓或沉迟。

治法：温阳散寒，健脾利湿。

方药：茵陈术附汤。茵陈 20 克，制附子 9 克，白术 15 克，干姜 6 克，茯苓 15 克，泽泻 12 克，甘草 6 克，制鳖甲 9 克。

2. 肝肾阴虚型

症状：右胁隐痛，腰膝酸软，头昏目眩耳鸣，两目干涩，咽干口燥，五心烦热，或伴低热，失眠多梦，面色黧黑，舌红有裂纹，花剥苔或少苔，甚至舌光红无苔，脉弦细数。

治法：滋补肝肾，养血活血。

方药：一贯煎加减。生地 20 克，沙参 15 克，当归 15 克，枸杞 15 克，麦冬 15 克，制鳖甲 9 克。

3. 脾肾阳虚型

症状：面色不华或晦暗，畏寒肢冷，食少腹胀，少腹、腰膝冷痛，肢胀浮肿，便溏或完谷不化，或五更泄，小便清长或尿频，舌胖淡，有齿痕，苔白，脉沉细。

治法：温补脾肾。

方药：附子理中丸合肾气丸加减。党参 13 克，白术 15 克，干姜 6 克，制附子 9 克，桂枝 6 克，熟地黄 12 克，山药 20 克，茯苓 15 克，山茱萸 10 克，炙甘草 6 克，制鳖甲 9 克。

三、重型肝炎

痰瘀互结型

症状：脘腹痞满，两胁胀痛或刺痛，身目黄染，小便短赤，鼻出血，齿出血，皮下瘀斑，呕血，便血，舌红绛，苔黄燥或少苔，脉细数。

治法：解毒化痰逐瘀。

方药：犀角地黄汤合清营汤加减。水牛角 15 克，生地 15 克，玄参 15 克，竹叶 10 克，金银花 10 克，连翘 10 克，黄连 6 克，赤芍 6 克，丹参 10 克，丹皮 10 克，麦冬 10 克。

当肝功能恢复正常，自觉症状完全消失时，也不宜过早停药，而应配以丸药继续服用一段时间，防止复发。丸药力缓，以求"缓则治其本"，重点在于扶正。

大量的临床实践证明，中药治疗各类型肝炎、肝硬化等都有较好效果。不论对改善症状、恢复肝功能，还是抑制病毒复制及抗肝纤维化等都是西医不可比拟的。中医治病的特点是靠辨证施治，辨证准确，施治得当，才能获得满意的效果。尤其是中药汤剂，可以针对每一个人的病情，做到因人、因时、因地三因制宜，取得良好疗效。

小故事

有只虫子很喜欢捡东西，遇到中意的东西便捡来放在背上，由于慢慢地积累，小虫子终于被身上的重物给压死了。

很多人就像这种小虫子，只不过他们背上的东西变成了名、利、权。人的贪求一旦过多，又不能学会取舍，紧绷的那根弦终究会断裂。

第二章　认识经络和腧穴

什么是经络和腧穴

一、经络简介

1. 认识经络　经络是运行全身气血，联络脏腑肢节，沟通上下内外的通路。人体体表之间、内脏之间以及体表与内脏之间，由于经络系统的联系而构成一个有机的整体。经，有路径的意思；络，有网络的意思。经脉是主干，络脉是分支。经脉大多循行于深部，络脉循行于较浅的部位，有的络脉还显现于体表。经脉有一定的循行路径，而络脉则纵横交错，网络全身，把人体所有的脏腑、器官、孔窍以及皮肉筋骨等组织联结成一个统一的有机整体。

经络系统，包括十二经脉、奇经八脉、十二经别、十五络脉及其外围所联系的十二经筋和十二皮部。十二经脉与奇经八脉中的任脉、督脉合称十四经，是临床针灸常用部分。

2. 十四经的分布　分布于上肢的经脉为手经，分布于下肢的为足经。肢体内侧的为阴经，从前到后依次为太阴、厥阴、少阴，内属五脏；肢体外侧的为阳经，从前到后依次为阳明、少

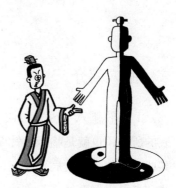

图 2-1

阳、太阳，内属六腑。相对的脏腑经脉构成表里关系，见表2-1。

表 2-1 十二经脉名称分类表

部　位		阴经（属脏）	阳经（属腑）
	前缘	手太阴肺经	手阳明大肠经
上肢	中线	手厥阴心包经	手少阳三焦经
	后缘	手少阴心经	手太阳小肠经
	前缘	足太阴脾经	足阳明胃经
下肢	中线	足厥阴肝经	足少阳胆经
	后缘	足少阴肾经	足太阳膀胱经

十四经脉具体循行见图2-2。

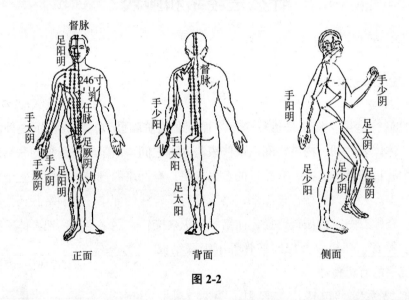

图 2-2

二、腧穴简介

1.认识腧穴　腧穴习惯上称"穴位"，是人体脏腑经络之气输注结聚于体表的所在，也就是临床上针刺艾灸的部位。当某些内脏有病时，在所属经络的某些腧穴就会出现病理反应，如压痛点或特殊的过敏点，针灸疗法就是刺激这些"点"来调整经络与脏腑的功能而取得疗效。

2.腧穴分类

（1）经穴：是属于十四经系统的腧穴，有三百六十多个。其中，具有特殊治疗作用并有特殊称号的腧穴，称为特定穴。

（2）经外奇穴：是没有归属于十四经的腧穴，因其有奇效，故称"奇穴"，有一百多个。

（3）阿是穴：是一种没有固定位置的腧穴，以压痛点或其他反应点作为腧穴，所以又叫"压痛点"、"天应穴"。

3.定位方法 针灸临床疗效与取穴是否准确有很大关系。常用的取穴方法有如下四种：

（1）体表解剖标志定位法：即自然标志定位法，是以人体解剖学的各种体表标志为依据来确定腧穴位置的方法。由骨节和肌肉所形成的突起、凹陷、五官轮廓、发际、指（趾）甲、乳头、肚脐等是固定标志；各部的关节、肌肉、肌腱、皮肤随着活动而出现的空隙、凹陷、皱纹、尖端等，则属于活动标志，即需要采取相应的姿势才会出现的标志。

（2）骨度折量定位法：将体表骨节全长进行规定，以此来折量全身各部的长度和宽度，进行穴位分寸定位的方法。常用的骨度折量分寸如表 2-2 所示。

表 2-2 　　　　　　　　　　常用骨度分寸折量表

分部	部位	骨度分寸	说明
头部	前发际正中至后发际正中	12	若发际不明显，眉心至前发际 3 寸，大椎至后发际 3 寸
	前两额发角之间	9	
	耳后两乳突之间	9	
胸腹部	天突至胸剑联合中点	9	天突即胸骨上窝
	胸剑联合中点至肚脐	8	
	肚脐至耻骨联合上缘	5	
	两乳头之间	8	
背部	肩胛骨内缘至后正中线	3	
	肩峰端至后正中线	8	
上肢部	肘横纹至腕横纹	12	
	腋前纹头至肘横纹	9	
下肢部	股骨大转子至腘横纹	19	
	腘横纹头至外踝尖	16	
	胫骨内侧髁下方至内踝尖	13	

（3）手指同身寸定位法：是指依据患者本人手指所规定的分寸来量取腧穴的方法。①中指同身寸：是以患者的中指中节屈曲时内侧两端纹头之间作为1寸，可用于四肢部取穴的直寸和背部取穴的横寸；②横指同身寸：又名"一夫法"，是由患者将食指、中指、无名指和小指并拢，以中指中节横纹为准，四指横量作为3寸。

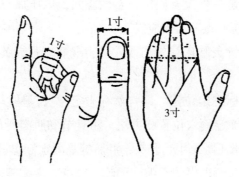

图 2-3

（4）简便取穴法：是一种简单取穴方法，如直立位两手下垂中指尖取风市穴等。简便取穴只是一种辅助性质的，不作为主要方法。

治疗乙型肝炎的常用穴位

1.肝俞
定位：正坐或俯卧位，当第9胸椎棘突下，旁开1.5寸。

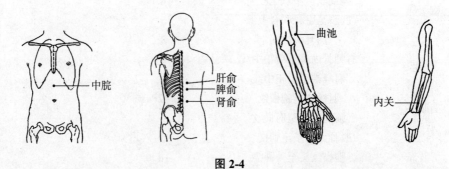

图 2-4

主治：脊背痛，胁痛，目赤，目视不明，眩晕，黄疸，吐血，癫痫。配期门，为俞募配穴法，有清利肝胆湿热的作用，主治肝炎、胆囊炎。

操作：斜刺 0.5 ~ 0.8 寸。可灸。

2. 足三里

定位：位于外膝眼下 3 寸，用自己的掌心盖住自己的膝盖骨，五指朝下，中指尽处便是此穴。

主治：常刺激足三里穴能增强体力，防治肠胃病，"肚腹三里收"，可解除疲劳，预防衰老，祛病延年。头痛、失眠、贫血、神经衰弱、乳痛、气臌、半身不遂等均可刺激足三里穴巩固疗效。

操作：直刺 1 ~ 2 寸。针感：麻或闪电样向足放散。

3. 脾俞

定位：在背部，当第 10 胸椎棘突下，旁开 1.5 寸。

主治：胁痛，腹胀，黄疸，呕吐，泄泻，痢疾，便血，完谷不化，水肿，背痛。

操作：斜刺 0.5 ~ 0.8 寸。针感：局部胀感。

4. 肾俞

定位：在腰部，当第 2 腰椎棘突下，旁开 1.5 寸。

主治：颜面神经痉挛及麻痹，桡骨部肌炎，阴茎痛，感冒，咳嗽，哮喘，鼻炎，头痛，齿痛，手无力，手痛，健忘，惊悸，阳痿。

操作：直刺 0.5 ~ 1 寸。针感：局部胀感，有时放散至臀部或下肢。

小知识

治疗乙肝骗术揭秘

一是夸大效果。称经过他们的治疗，乙肝"阳转阴"率可以达到百分之六七十甚至八十。

二是低价诱惑。很多广告宣称"先治疗，后付款"，但实际上，他们先给你用一部分药，说这是免费的，但只有你长期服用，才有效果，而"长期服用"的药就要花大价钱买。

三是靠"医托"。甚至有些电视、广播宣传肝病治疗的节目中，嘉宾都是"托"。

5. 内关

定位：攥一下拳头，在掌侧腕横纹后有两根筋，内关穴就在两根筋的中间腕横纹上2寸。

主治：心痛，心悸，胃痛，呕吐，热病，癫狂痫，肘臂挛痛。

操作：直刺0.5～1寸。针感：局部麻胀向手放散。

6. 阳陵泉

定位：在小腿外侧，当腓骨头前下方凹陷处。

主治：胁肋痛，黄疸，呕吐，下肢痿痹，坐骨神经痛，肝炎，胆囊炎，胆道蛔虫症，膝关节炎，小儿舞蹈症。

操作：直刺或向下斜刺1～1.5寸，可灸。

7. 阴陵泉

定位：在小腿内侧，当胫骨内侧踝后下方凹陷处。

主治：腹胀，泄泻，黄疸，小便不利或失禁，遗精，膝痛。

操作：直刺1～2寸。针感：局部麻胀向下放散。

8. 曲池

定位：屈肘，肘横纹头陷中即是。

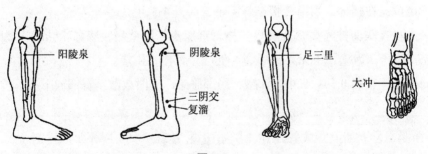

图 2-5

主治：热病，咽喉肿痛，齿痛，目赤痛，目不明，丹毒，上肢不遂，腹痛，呕吐，泄泻，高血压，中风，手挛，筋急，痹风，疟疾等证。

操作：直刺1～1.5寸。针感：局部麻胀上下传导。

9. 三阴交

定位：正坐或仰卧，在小腿内侧，当足内踝尖上3寸，胫骨内侧缘后方。

主治：本穴健脾化湿，益肾利水，调经理血，通经活络，养血安神。配阴陵泉、四白、足三里、脾俞、肝俞、肾俞，有益气健脾生津，滋养肝肾，补肾填精的作用。

操作：直刺 0.5 ~ 1 寸，可灸。

10. 太冲

定位：正坐或仰卧，在足背侧，当第 1 趾蹼后方凹陷处。

操作：直刺 0.5 ~ 0.8 寸，可灸。

主治：足跗肿，下肢痿痹，头痛，疝气，月经不调，小儿惊风，胁痛，呕逆，目赤肿痛，眩晕，癃闭，癫痫。

11. 中脘

定位：仰卧位，在上腹部，前正中线上，当脐中上 5 寸。

操作：直刺 0.5 ~ 1 寸，可灸。

主治：胃痛，腹痛，腹胀，呕逆，反胃，食不化，肠鸣，泄泻，便秘，便血，胁下坚痛，喘息不止，失眠，脏躁，癫痫，尸厥。

12. 复溜

定位：在小腿内侧，太溪直上 2 寸，跟腱的前方。

主治：水肿，腹胀，泄泻，盗汗，热病汗不出。

操作：直刺 0.6 ~ 1 寸。

需要注意的是针灸治疗属于有创伤疗法，存在相当的风险性，因此我们建议读者若想进行针灸治疗应该去正规大医院进行。

开心一乐

　　一农户明天要杀鸡，晚上喂鸡时说："快吃吧，这是你最后一顿饭！"第二日见鸡已躺倒并留遗书："我已吃老鼠药，你们也别想吃我，我也不是好惹的！"

第三章　乙型肝炎的躯体按摩疗法

按摩疗法是通过采用适当手法，刺激人体的特定部位，以疏通经络，运行气血，从而改善机体的生理、病理过程和提高人体自然抗病能力，达到预防疾病或促使病体康复目的的治疗方法，是中医学的重要组成部分。因其简单、方便、经济、效佳，作为自然疗法的一种，近年来受到广大患者的欢迎。

常用按摩手法

一、按摩手法的要求

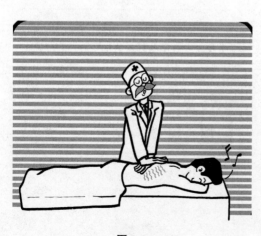

图 3-1

手法是按摩实现治病、保健的主要手段，其熟练程度及适当地应用，对治疗和保健效果有直接的影响。因此，要提高效果，就要熟练掌握手法的操作技巧。手法的要点在于持久、有力、均匀、柔和，要有渗透作用。

1. 持久　是指操作手法要按规定的技术要求和操作规范持续作用，保持动作和力量的连贯性，并维持一定时间，以使手法的刺激积累而产生良好的作用。

2. 有力　是指手法刺激必须具有一定的力度，所谓的"力"不是指单纯的力量，而是一种功力或技巧力，而且这种力也不是固定不变的，而是要根据对象、部位、手法性质以及季节变化而变化。

小知识

按摩的历史

按摩有着悠久的历史，据考古发现证实，按摩最早起源于三千多年前，甲骨文上记载，女巫师女皂用按摩为人们治疗疾病。

3. 均匀　是指手法动作的幅度、速度和力量必须保持一致，既平稳又有节奏。

4. 柔和　是指动作要稳、柔、灵活，用力要缓和，力度要适宜，使手法轻而不浮，重而不滞。

5. 渗透　是指手法作用于体表，其刺激能透达至深层的筋脉、骨肉甚至脏腑。应该指出的是，持久、有力、均匀、柔和、渗透这五方面是相辅相成、密切相关的。持续运用的手法逐渐降低肌肉的张力，使手法功力能够逐渐渗透到组织深部，均匀协调的动作使手法更趋柔和，而力量与技巧的完美结合，则使手法既有力又柔和，达到"刚柔相济"的境界，只有这样，才能使手法具有良好的"渗透"作用。

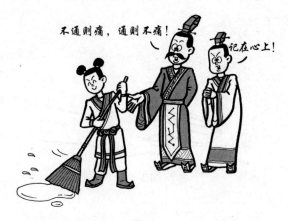

图 3-2

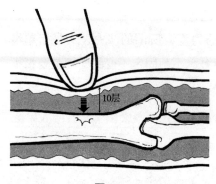

图 3-3

自学者在实践中遇到最多的问题就是如何理解掌握这些要点，作者在多年的实践和教学中总结出一套成熟的方法，现介绍如下。

中医学认为"不通则痛，通则不痛"，疼痛的部位往往是气血不通，好比下雨后地上的一摊积水，手法的作用就相当于用扫帚扫除积水，如何最有效地"扫除积水"就是手法的技巧。最有效的扫除方法是将扫帚紧贴地面（手法上称为吸着），持久有力均匀柔和地扫下去，手法的技巧也可以这样理解。

为了让读者更好地理解手法的轻重程度，我们可以采取分层法理解。分层法就是将治疗部位的皮肤到骨骼的距离分为 10 层，皮肤为 1 层，骨骼为 10 层，其间分别为 2～9 层，将每种手法的力度用层数来表示。

读者可以这样去理解这种方法：把右手拇指指腹部放在肌肉丰满的地方，当拇指指腹部对皮肤无任何压力时为 0 层，其后逐渐加力，直到压到骨膜无法再压下去为止就是 10 层，那么这其中的就可以理解为 1～9 层。如摩法的着力层较浅，在 2～3 层，推法的着力层较深，在 5～6 层，弹拨法更深，在 7～9 层，读者在实践中可以按照这样的深度来理解掌握手法的力度。

二、常用按摩手法

1. 推法

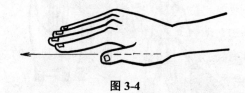

图 3-4

操作：用指、掌、肘部等着力，在一定的部位上进行单方向的直线运动，称为推法。操作时指、掌、肘等要紧贴体表，缓慢运动，力量均匀、渗透。

（图3-4）

力度：按照上面我们对手法力度的分层理解法，推法着力的深度在4～6层。

应用：本法可在人体各部位使用。具有消积导滞、解痉镇痛、消瘀散结、通经理筋的功能，可提高肌肉兴奋性，促进血液循环。

2. 拿法

操作：用大拇指和食、中两指，或用大拇指和其余四指作相对用力，在一定部位和穴位上进行一紧一松地捏提，称为拿法。力量应由轻而重，连续而有节奏，缓和而连贯，接触点在指腹而不应在指尖，腕部放松。（图3-5）

力度：5～7层。

应用：拿法刺激较强，常配合其他手法，用于颈项、肩部和四肢等部位，具有祛风散寒、舒筋通络、缓解痉挛、消除肌肉酸胀和疲劳的作用。

3. 捏法

操作：用大拇指和食、中两指，或用大拇指和其余四指相对用力挤压肌肤，称捏法，用力要求均匀而有节律。（图3-6）

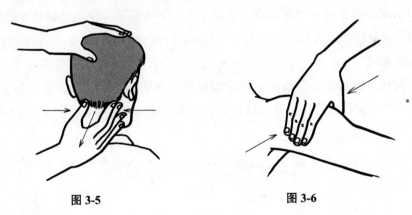

图3-5　　　　　　　　　　　　图3-6

力度：4～5层。

应用：本法具有舒筋通络、行气活血、调理脾胃的功能，常用于头面、腰背、胸胁及四肢部位。

4. 按法

操作：用指、掌、肘等按压体表，称按法。力量应由轻而重，稳而持续，垂直向下，不可使用暴力，着力点应固定不移。（图3-7）

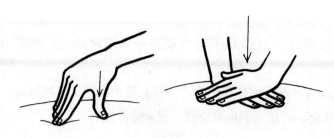

图 3-7

力度：5 ～ 7 层。

应用：按法是一种较强刺激的手法，有镇静止痛、开通闭塞、放松肌肉的作用。指按法适用于全身各部穴位；掌按法常用于腰背及下肢部；肘按法压力最大，多用于腰背、臀部和大腿部。

5. 点法

操作：用指端、屈曲之指间关节或肘尖，集中力量，作用于施术部位或穴位上，称点法。操作时要求部位准确，力量深透。（图 3-8）

力度：6 ～ 8 层。

应用：本法具有开通闭塞、活血止痛、解除痉挛、调整脏腑功能的作用。适用于全身各部位及穴位。

6. 摩法

操作：以指、掌等附着于一定部位上，作旋转运动，称摩法。肘关节应自然屈曲，腕部放松，指掌自然伸直，动作缓和，保持一定节律。（图 3-9）

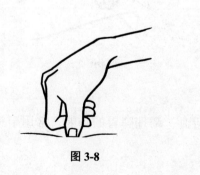

图 3-8

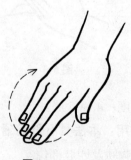

图 3-9

力度：2 ～ 3 层。

应用：本法刺激轻柔和缓，是胸腹、胁肋部常用手法，具有理气和中、消积导滞、散瘀消肿、调节肠胃等功能。

7. 一指禅推法

操作：以拇指指端罗纹面或偏锋为着力点，前臂作主动摆动，带动腕部摆动和拇指关节屈伸活动，称一指禅推法。肩、肘、腕、指各关节必须自然放松，拇指要吸定在皮肤上，不能摩擦及跳跃，力量均匀深透，保持一定的压力、频率及摆动幅度，频率每分钟 120 ~ 160 次。总的来说本法的操作要领在于一个"松"字，只有将肩、肘、腕、掌各部位都放松才能使力量集中于拇指，做到"蓄力于掌，发力于指，着力于罗纹"，使手法动作灵活，力量沉着，刺激柔和有力，刚柔相济，才称得上一指禅功。（图 3-10）

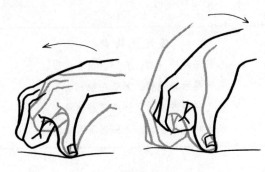

图 3-10

力度：3 ~ 5 层。

应用：本法具有调和营卫、行气活血、健脾和胃、调节脏腑功能的作用。适用于全身各部位经穴。

8. 㨰法

操作：由腕关节的屈伸运动和前臂的旋转运动带动空拳滚动，称㨰法。（图 3-11）

侧掌㨰法：肩、肘、腕关节自然放松，以小指掌指关节背侧为着力点，吸定于治疗部位，不应拖动和跳跃，保持一定的压力、频率和摆动幅度。

握拳㨰法：手握空拳，用食、中、无名、小指四指的近侧指间关节突出部分着力，附着于体表一定部位，腕部放松，通过腕关节做均匀的屈伸和前臂的前后往返摆动，使拳做小幅度的来回滚动（滚动幅度应控制在 60 度左右）。

力度：4 ~ 6 层。

应用：擦法压力较大，接触面较广，适用于肩、背、腰及四肢等肌肉丰厚部位，具有舒筋活血、缓解肌肉和韧带痉挛、增加肌筋活力、促进血液循环、消除肌肉疲劳的作用。

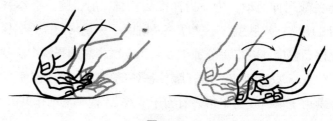

图 3-11

保健洗脚歌

春日每晚洗洗脚，升阳活血固虚脱。

夏天热水勤洗脚，暑湿杂热都去了。

秋天每晚洗洗脚，润肺通肠精神好。

冬天睡前勤洗脚，丹田温暖百病消。

9. 揉法

操作：以前臂和腕部的自然摆动，通过手指、鱼际、掌等部位对一定部位或穴位旋转施压，称揉法。（图 3-12）

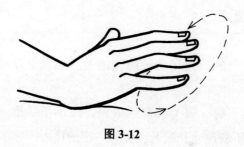

图 3-12

力度：3～5 层。

应用：本法轻柔缓和，刺激量小，适用于全身各部位，具有舒筋活络、活血化瘀、消积导滞、缓解肌痉挛、软化瘢痕的作用。

10. 擦法

操作：以手掌或大鱼际、小鱼际附着在一定部位，进行直线往返摩擦，称擦法。运动的幅度较大，紧贴皮肤，力量应较小，运动均匀，频率每分钟100 次左右。（图 3-13）

力度：2 ~ 4 层。

应用：本法可提高局部温度，扩张血管，加速血液和淋巴循环，具有温经通络、行气活血、消肿止痛的作用。

11. 抹法

操作：用单手或双手拇指罗纹面紧贴皮肤，作上下或左右往返运动，称为抹法。动作宜轻巧、灵活。（图 3-14）

力度：3 ~ 4 层。

应用：本法具有开窍镇静、清醒头目、行气散血的作用。常用于头部、颈项部。

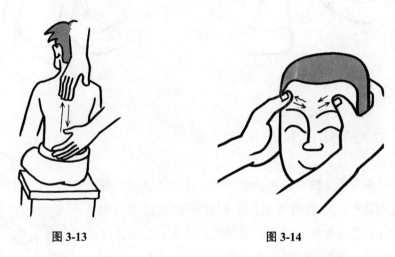

图 3-13　　　　　　　　　　　图 3-14

12. 拍法

操作：用虚掌拍打体表，称拍法。手指自然并拢，掌指关节微屈，用力平稳而有节奏。（图 3-15）

力度：3 ~ 4 层。

应用：本法具有舒筋通络、解痉止痛、消除疲劳的作用，适用于肩背、腰臀及下肢部。

13. 击法

操作：用拳背、掌根、掌侧小鱼际、指尖或器具叩击体表，称击法。用力快速、短暂，垂直于体表面，速度均匀而有节奏。（图 3-16）

力度：5 ~ 6 层。

应用：本法具有调和气血、安神醒脑、消除疲劳的作用。拳击法常用于腰背部；掌击法常用于头顶、腰臀及四肢部；侧击法常用于腰背及四肢部；指尖击法常用于头面、胸腹部；棒击法常用于头顶、腰背及四肢部。

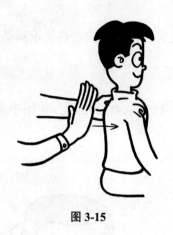

图 3-15　　　　　　　　　　　　　　　图 3-16

三、按摩的注意事项

1. 刺激量　按摩手法刺激量的大小因人而异，并非越大越好。如患者体质强，操作部位在腰臀、四肢，病变部位在深层等，手法刺激量宜大；患者体质弱，孩童，操作部位在头面、胸腹，病变部位在浅层等，手法激量宜小。

2. 按摩介质　按摩时常可应用介质，能增强疗效，润滑和保护皮肤。常用介质的种类如下：

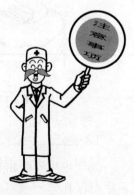

图 3-17

（1）水汁剂：可用水、姜汁、中药水煎液等。

（2）酒剂：将药物置于 75% 酒精或白酒中浸泡而成，可用樟脑酒、椒盐酒、正骨水、舒筋活络药水等。

（3）油剂：多由植物提炼而成，常用的有麻油、松节油等。

（4）散剂：把药物晒干，捣细，研末为散，可用摩头散、摩腰散、滑石粉等。

（5）膏剂：用药物加适量赋形剂（如凡士林等）调制而成。历代处方众多，应用也较为广泛。

3. 按摩器具　按摩器具可作为按摩临床辅助医疗用具，常用的有按摩棒、按摩拍、按摩球、按摩轮、按摩梳、电动按摩器具等。

4. 配合锻炼　锻炼是按摩治疗中的一种重要辅助手段，患者在医生指导下充分发挥主观能动性，采用一定形式的主动活动，可巩固和加强治疗效果。

5. 影响疗效的因素　辨证不准确；选穴不准确；手法选择不当；手法治疗量不足或太过；个体差异；治疗的时机把握不当；疗程设置不合理。

6. 按摩禁忌证

（1）严重内科疾病，如有严重心、脑、肺疾病等，应慎用或禁用按摩手法。

（2）传染病如重症肝炎、结核等，或某些感染性疾病如丹毒、骨髓炎等禁用按摩手法。

（3）恶性肿瘤部位禁用按摩手法。

卜算子·咏梅

陆　游

驿外断桥边，寂寞开无主，已是黄昏独自愁，更着风和雨。

无意苦争春，一任群芳妒，零落成泥碾作尘，只有香如故。

（4）伴有出血倾向的血液病患者禁用按摩治疗。

（5）骨折部位，不宜按摩治疗。

（6）皮肤疾病如湿疹、癣、疱疹、疥疮等，禁在患处按摩治疗。

（7）妇女怀孕期、月经期在其腰骶部和腹部不宜做手法治疗；其他部位需要治疗时，也应以轻柔手法为宜。

（8）年老体弱，久病体虚，或过饥过饱，酒醉之后，均不宜或慎用按摩治疗。

7. 按摩异常情况的处理

（1）治疗部位皮肤疼痛：患者经按摩手法治疗，局部皮肤可能出现疼痛等不适的感觉，夜间尤甚，常见于初次接受按摩治疗的患者。主要原因在于术者手法不熟练，或者局部施术时间过长，或者手法刺激过重。一般不需要作特别处理，1～2天内即可自行消失。若疼痛较为剧烈，可在局部热敷。对初次接受按摩治疗的患者应选用轻柔的手法，同时手法的刺激不宜过强，局部施术的时间亦不宜过长。

（2）皮下出血：患者在接受手法治疗后，治疗部位皮下出血，局部呈青紫色，出现紫癜及瘀斑。由于手法刺激过强，或患者血小板减少，或老年性毛细血管脆性增加等所致。微量的皮下出血或局部小块青紫时，一般不必处理，可以自行消退；若局部青紫肿痛较甚，应先行冷敷，待出血停止后，再热敷或轻揉局部以促使局部瘀血消散吸收。手法适当却仍有出血应注意排除血液系统疾病。

（3）骨折：手法不当或过于粗暴可引起骨折，按摩时患者突然出现按摩部位剧烈疼痛，不能活动。对老年骨质疏松患者，手法不宜过重，活动范围应由小到大，不要超过正常生理限度，并注意病人的耐受情况，以免引起骨折。

乙型肝炎常用躯体按摩法

乙型肝炎患者通过按摩可以减轻疾病带来的痛苦，延缓疾病的发展，起到很好的治疗保健作用。又因为按摩疗法是一种无创伤疗法，无副作用，不受外界客观条件的限制，深受病人青睐。有的读者也许要问不是说肝炎不能进行按摩吗，其实通常来说急性肝炎、重型肝炎不主张按摩，而慢性肝炎按摩可取得良好疗效。此外患有肝炎后，会产生一系列的临床症状，如全身乏力、不思饮食、腹胀、失眠、肌肉关节疼痛等，长久不能消除，用药治疗，又会增加肝脏负担。肝炎病人由于缺少锻炼，又吃高糖、高蛋白饮食，很容易使脂肪堆积，体重增加，甚至可能发展成脂肪肝，将加重肝炎症状的发展。推拿按摩既消除慢性肝炎病人的临床症状，提高药物治疗效果，又不增加肝脏负担，能使患者肌肉、皮肤毛细血管扩张，促进新陈代谢，提高肌肉耐力，促进消化道蠕动以增加食欲，提高免疫能力。一次全身的按摩，等于为病人做一次不消耗体力的被动运动，变静为动，以动代静，有利于肝炎病人康复。如果肝炎患者不很了解自己病情是否适合按摩，可去大医院咨询一下医生，根据医生建议进行。

一、慢性肝炎的按摩

1. 脾虚湿困型

处方一：期门、章门、阳陵泉、绝骨、太冲、肝俞、胆俞。（图 3-18）

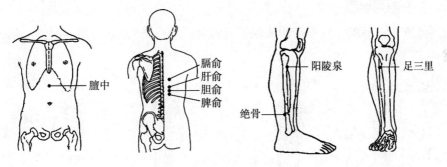

图 3-18

操作：先用拇指按揉及一指禅推法作用于上述穴位。重点施术于章门、期门、肝俞、胆俞、太冲，继用分梳法作用于胸胁部，然后用掌揉及按法作用于背部足太阳膀胱经两侧线。每日 1 次，10 次为一疗程。

处方二：印堂、太阳、膻中、足三里、内关、大包、肝俞、脾俞、膈俞。（图 3-19）

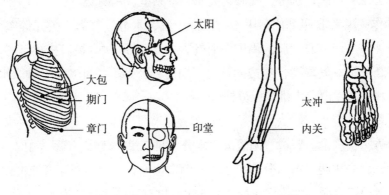

图 3-19

操作：患者取仰卧位，医者依次开天门、分头阴阳3～5分钟；一指禅推太阳、印堂2～3分钟；用小鱼际揉额面部，并用掌抹法、扫散法；可提、拉、捻耳。胸胁部，推膻中8～12遍，按胸骨体3～5次；摩胸胁部4～6分钟，点揉章门、期门、大包，至出现嗳气、呃逆为佳。腹部，顺时针方向摩腹3～5分钟；分推腹阴阳8～12遍；双掌相叠揉按气海、神阙，以顺时针方向2圈和逆时针方向1圈交替操作3～5分钟；一指禅推中脘3分钟。点内关，按揉足三里。拿、揉、肩背部3～5分钟，按肩井8次；一指禅推肝俞、脾俞2～3分钟，擦、拍打背部，以透热为度，结束操作。

2.肝肾阴虚型

处方一：肝俞、肾俞、阴陵泉、三阴交、足三里。（图3-20）

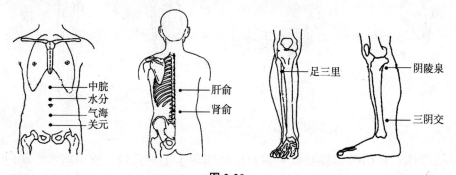

中脘
水分
气海
关元
肝俞
肾俞
足三里
阴陵泉
三阴交

图3-20

操作：医者在上述穴位及胁肋、脘腹区施一指禅推法及按揉法，每日2次，每次20分钟。

处方二：中脘、水分、气海、关元、足三里、三阴交。

操作：患者取仰卧位，用一指禅推中脘、水分、气海、关元等穴，每穴各5分钟。再用掌心在脐的周围顺时针方向摩腹36次。最后按揉足三里、三阴交各2分钟。气臌者，加按揉章门、期门、公孙、中冲各1分钟。水臌者，加按揉脾俞、胃俞、大椎各1分钟。

3.脾肾阳虚型

处方一：脾俞、肾俞、阴陵泉、水分、足三里、气海。（图3-21）

操作：先用两手拇指分别按置于两侧穴位上，其余四指配合，按揉穴位1分钟，然后用力横向弹拨该穴处3～5次，以有酸麻放射感为度。

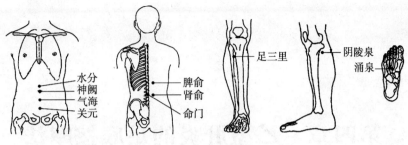

图 3-21

处方二：涌泉。

操作：单掌横置于涌泉穴，来回擦动 50 次。

处方三：命门、神阙、关元、足三里、涌泉。

操作：两手掌擦至发热，用手心劳宫穴对准命门、神阙、关元、足三里、涌泉穴位按摩，每次按摩 64 次。此法尤适用于久病肝炎体虚者。

二、康复期针对症状按摩

伴失眠患者可选用太阳、头维、上星、百会等穴位，施以点、按、揉等手法，按摩 15 ~ 30 分钟；伴腹胀患者取膻中、中脘、天枢穴，按顺时针方向，以中等力度的手法，按摩 20 分钟，再取肾俞、大肠俞、足三里等穴位，用点、按、重揉手法，按摩 10 ~ 15 分钟；伴肝区不适及疼痛者，取肝俞、胆俞、章门及中脘等穴位，用轻揉慢按手法按摩。全身症状较多的患者，可用综合手法进行 40 ~ 60 分钟的全身推拿按摩。一般每日或隔日按摩 1 次，经过一个疗程（15 次）的治疗，患者的症状就会明显改善；3 ~ 4 个疗程之后，症状大多消失，肝功能可恢复或接近正常。

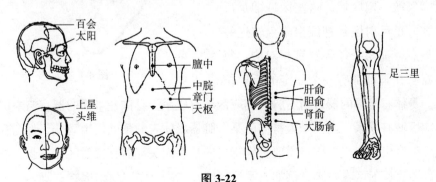

图 3-22

第四章　乙型肝炎的足底按摩法

什么是足底按摩

足底按摩是人们较为熟悉的一个名词，大大小小的"足浴"、"足疗"的广告牌让人们对足底按摩不再陌生。足底按摩，又称足部反射疗法、足部病理按摩、足道养生等，是一种以刺激足部反射区为主的按摩疗法。

一、足反射区

什么是足反射区呢？脚内有丰富的神经末梢，经这些神经末梢，信息和能量流从身体所有器官和部位反射到脚底的一定区域，这些区域即足反射区。足反射区是神经聚集点，这些聚集点，都与身体各器官相对应。每个器官在脚部都有一个固定的反射位

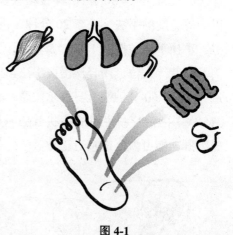

图 4-1

置。身体右半部的器官与右脚的相应区域有联系，身体左半部的器官与左脚的相应区域有联系。当一个人身体的某个脏器或体表的某处发生病变，都会在相应反射区出现一定反应。需要特别指出的是左侧头部器官反射区在右脚，右侧头部器官反射区在左脚，例如右眼反射区在左脚，左眼反射区在右脚。

二、按摩可使用的介质

足底按摩治疗时常可应用介质，能增强疗效，润滑和保护皮肤。常用介质的种类如下：

小珍语

睡前一盆汤，胜似良药方。

1.水汁剂　可用水、姜汁、中药水煎液等，可与中药浴足结合应用。

2.酒剂　将药物置于75%酒精或白酒中浸泡而成，可用樟脑酒、椒盐酒、正骨水、舒筋活络药水等。

3.油剂　多由植物提炼而成，常用的有麻油、松节油等。

4.散剂　把药物晒干，捣细，研末为散，可用摩头散、摩腰散、滑石粉等。

5.膏剂　用药物加适量赋形剂（如凡士林等）调制而成。也可应用护肤油、润肤露、按摩乳等。

开心一乐

这是什么？

年轻的女教师在黑板上画了一个苹果后，对孩子们问道："孩子们，这是什么？""屁股！"孩子们齐声答道。

女教师哭着跑出教室，并把状告到校长那里。"真是！孩子们嘲笑人。"校长来到教室里："你们为什么把老师气哭了？啊！而且还在黑板上画了个屁股！"

三、足底按摩注意事项

1.按摩前必须剪短并洗净指甲，为了避免损伤皮肤，应在皮肤上涂上一种油膏以润滑，然后再视被按摩点的情况，采取绕圈式的揉搓或上下式的挤压方式进行按摩。而且对大部分的按摩部位来说，需要注意朝心脏方向按摩，刺激的强度应从轻到重，逐渐增加压力。

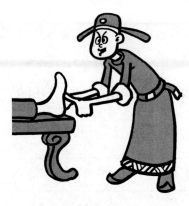

图 4-2

2. 房间要保温、通风，保持空气新鲜。夏季治病时，不可用风扇吹患者双脚。

3. 假如患者精神紧张，身体疲劳，或正处于情绪激动之中，要让患者稍事休息，待患者平静下来后再进行治疗。

4. 按摩后半小时内，饮温开水 500 毫升（肾脏病者不要超过 150 毫升），以利于代谢废物排出体外。

5. 避免压迫骨骼部位，防止骨膜发炎或出血肿胀现象（患血小板减少症者容易发生青紫肿块，应该注意）。

6. 脚部受伤，避免在脚部受伤部位加压，应找出上下肢相关反射区的疼痛点按摩。

7. 长期接受足部按摩，足部痛的感觉就会迟钝，这时可用盐水浸泡双脚半小时，脚的敏感性就会增强，治疗效果也会大大提高。

四、足底按摩禁忌证

1. 在妇女月经或妊娠期间应避免使用足底按摩，以免引起子宫出血过多或影响胎儿健康。

2. 因足底按摩有促进血液循环的作用，所以对脑出血、内脏出血及其他原因所致的严重出血病患者，不能使用，以免引起更大的出血。

3. 对那些严重肾衰、心衰、肝坏死等危重病人，足底按摩的刺激可引起强烈的反应甚至使病情恶化，故必须慎用。

4. 对于肺结核活动期的患者，不能应用，以免结核菌随血行播散，导致弥漫性、粟粒性结核的严重后果。

5. 对于频发心绞痛患者，应嘱病人绝对卧床休息，并尽量妥善送医院就医，绝不能滥用足底按摩。

6. 高热、极度疲劳、衰弱、长期服用激素、脚部病变不适用于按摩的患者不要用足底按摩。

足底按摩手法

1. 操作手法　足部按摩手法多种多样，而且简单、方便、易学。因为拇指动作最灵活，感觉最灵敏，最易施加力量，容易控制轻重，按摩效应较好，因此临床按摩手法多采用。

（1）拇指指尖施压法：用拇指指尖施力，其余四指收拢如握拳状。多用于脚趾趾腹或趾根等面积较小的区域。（图4-3）

（2）食指单钩施压法：食指弯曲，其余四指收拢如握拳状，用食指第一、二指间关节施力。（图4-4）

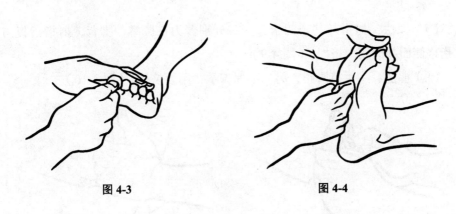

图4-3　　　　　　　　　　　　　　　图4-4

（3）掌搓法：五指并拢，用手指掌面着力，前后搓动。多用于脚背面。（图4-5）

（4）拇指搓法：用拇指指腹着力，其余四指并拢，与拇指分开，前后搓动。多用于脚背面。（图4-6）

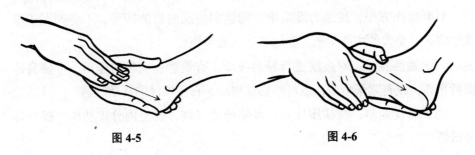

图4-5　　　　　　　　　　　　　　　图4-6

（5）揉法：拇指指尖着力，其余四指握拢，拇指指尖固定在反射区处旋转揉动。（图4-7）

（6）撮指叩法：五指指尖捏在一起，上下叩击反射区。（图4-8）

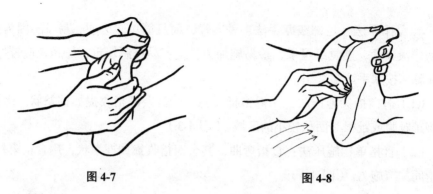

图 4-7   图 4-8

（7）捏法：拇指与其余四指分开，分别着力在脚掌、脚背，拇指指腹与食指桡侧面共同用力挤捏。（图4-9）

（8）握法：一手持脚跟，另一手握脚掌，用力挤握。（图4-10）

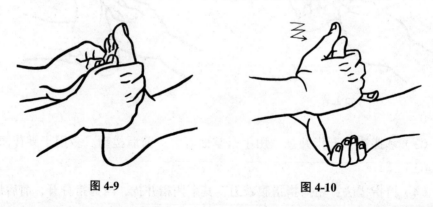

图 4-9   图 4-10

2.刺激效果 对于按摩手法的选用，每人都有自己的习惯，无需等同划一，只要操作方便，按摩力度适中，能达到按摩的目的即可，不必拘泥于形式。那么，足穴的按摩刺激，会达到什么效果呢？

（1）触性刺激：对皮肤进行轻柔按摩，有镇静、安神的作用，可使身体保持平衡，改善紧张情绪，也可使感觉神经、自主神经的活动旺盛。

（2）痛性刺激：按揉压痛点，可使神经兴奋，促进内分泌功能，提高神经机能。

（3）运动刺激：利用活动关节、肌肉的方法，从生理学角度看，效果最好，它对运动神经和自主神经有较好的调整作用。

（4）压迫刺激：局部压迫，可激发肌肉的代谢活动，提高内脏功能，促进生理机能以及生长发育。

（5）叩打刺激：是指有节奏地敲打局部或全脚，以起到扩张和收缩内脏肌肉的效果。迅速叩打则可收缩肌肉血管，加强内脏机能，而缓慢地叩打则松弛肌肉，减少内脏的功能活动，使内脏得到良好休息。

足底按摩防治乙型肝炎

一、足底按摩常用穴

1. 肾脏　位于双足脚掌前 1/3 凹陷处。

2. 输尿管　位于双足掌，肾脏反射区至膀胱反射区之间的线状区域。

3. 膀胱　膀胱反射区位于足的内面，正好在足跟前内侧下部。

4. 尿道　尿道反射区位于膀胱反射区向上并向后，正好位于足跟的内侧上部。

5. 胃　胃的反射区位于足掌的前部，双足均有，胃的一半反射区在右足，另一半在左足。

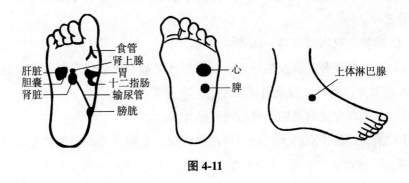

图 4-11

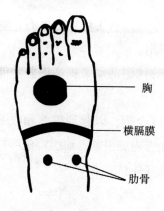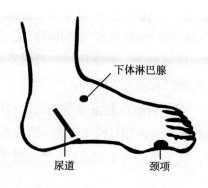

图 4-12

6. 肝脏　肝反射区位于右足掌第四跖骨与第五跖骨区。

7. 胆囊　胆囊的反射区在右足，在肝的反射区内。

8. 十二指肠　位于双脚脚底第一跖骨与楔骨关节前方，胃及胰反射区的后面。

9. 淋巴结　上身淋巴结的反射区在双足外侧踝骨前略凹陷处。下身淋巴结反射区在双足内侧踝骨前略凹的区域。胸淋巴结反射区位于双足的第一、第二跖骨之间。

10. 食管　双脚脚背第一跖骨体内侧。

11. 肾上腺　肾上腺反射区在肾脏反射区之前，位于足掌部所形成的人字形交叉点下方，右肾上腺反射区在左足，左侧者在右足。

12. 心　在左足掌第四跖骨与第五跖骨间。

13. 颈项　位于双脚拇趾趾腹根部横纹处。右侧颈项反射区在左脚，左侧在右脚。

14. 脾脏　脾脏反射区在左足，位于心脏反射区之下。

15. 横膈膜　横膈膜反射区位于两足背中央部位，是横跨足背处的带状区域。

16. 肋骨　内侧肋骨位于脚背第一、二楔骨与舟骨之间；外侧肋骨位于骰骨、舟骨与距骨之间。

17. 胸　位于双脚脚背第二、三、四趾蹼至第二、三、四跖骨的圆形区域。

二、足底按摩法

1. 处方　肾、输尿管、膀胱、十二指肠、肝、胆、胃、淋巴结。

若伴食欲减退、肋肋胀痛，取食管、膈、胃、十二指肠、胆囊、肋骨等反射区。若伴有浮肿取心、颈、胸、肾、肾上腺、输尿管、膀胱、尿道等反射区。

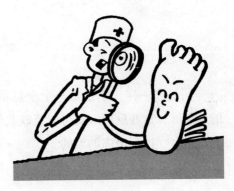

图 4-13

2. 操作　可自我按摩也可让家属帮忙按摩。自我按摩取坐位，家属按摩则可以坐或舒适地躺下。按摩时以拇指或其他手指的指腹或指关节的压力，在足部相应区内，均匀有规律地按压。常用方法有拇指指尖施压法、食指单钩施压法、掌搓法、揉法、撮指叩法、捏法、握法等。①按摩的节奏：体质虚者，节奏要慢；壮实者节奏要快。②力度：指按摩相应区域用力的大小。通常按压至痛和不痛之间为好。③刺激量：是指按摩时，对足反射区的刺激程度。每次按摩时，开始要轻刺激，治疗中间要重刺激，按摩结束前要用轻刺激。随着治疗的深入，病人耐受力的提高，治疗的刺激量要加大。每次按摩的时间应掌握在 30 ~ 40 分钟，主要足穴按摩应在每穴 5 分钟左右，相关足穴治疗共需 5 ~ 8 分钟。对重病患者，可减为 10 ~ 20 分钟。按摩结束后，要多饮开水，以促进代谢废物排出。一般每天按摩 1 次，10 ~ 15 次为一疗程。

第五章　乙型肝炎的手部按摩法

　　同足底一样，手也是一个全息单元。在我们的手上有许许多多内脏器官的反射区，这些反射区既可以反映我们身体的健康状况，又可以通过刺激相应的反射区，达到治病的目的。

乙型肝炎常用手穴

　　1.肝反射区　右手位于大鱼际的下三分之一处，左手位于小鱼际的下三分之一处。（图 5-1）

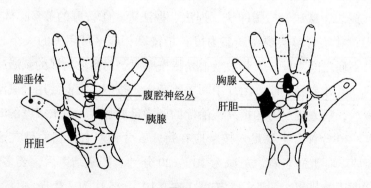

脑垂体
腹腔神经丛
胰腺
肝胆
胸腺
肝胆

图 5-1

　　2.胆反射区　右手位于大鱼际下三分之一的下缘，紧贴肝反射区。左手位于小鱼际下三分之一下缘，紧贴肝反射区。

3. 胰反射区　左手位于大鱼际下三分之一内侧的边缘处。右手位于小鱼际下三分之一内侧的边缘处。

4. 胸腺　手掌心上部，第三掌骨远端，中指根下方区域。

5. 腹腔神经丛　位于双手手掌的中心。

6. 脑垂体　位于拇指指腹肉球中央。

乙型肝炎常用手部按摩法

先找到反射区，然后用手部的按摩刺激手法进行按摩。具体的按摩刺激手法（图 5-2）包括：

1. 压按法　大拇指在反射区上向深处按压下去，其余四指在反射区的反面即手背处相应地对顶着。

2. 揉按法　大拇指在手掌面的反射区处依顺时针方向揉按。

3. 推按法　大拇指沿着反射区的肌纤维推按。

4. 捆扎法　此法是为了使反射区在手指部位获得更强和更持久有效的刺激方法。可用橡皮筋等捆扎手指来获得。

5. 夹法　这也是一种为了使反射区获得更强和更持久的刺激方法。可用反射夹或一般的晒衣夹夹住反射区的位置来达到目的。

6. 挤压法　这是一种消除精神紧张，促进全身神经系统兴奋的方法。可把双手十指相互交叉用力握紧，用力挤压手指。

7. 顶压法　双手指指尖相互对顶，也可用反射梳、铅笔或类似的器具顶压反射区域。

用上述按摩手法每周至少按摩 2 次，每次 15 分钟。只要持之以恒，一定会取得显著效果。但是，需要特别注意的是，如果刺激的力度不够大不够痛则难以达到治疗效果。

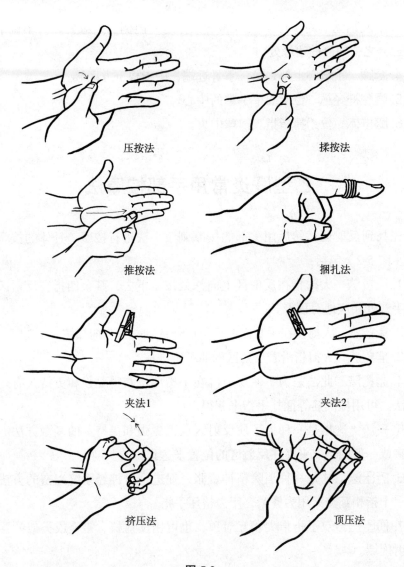

压按法

揉按法

推按法

捆扎法

夹法1

夹法2

挤压法

顶压法

图 5-2

第六章　乙型肝炎的耳穴治疗法

耳朵，连通着全身。中医认为，耳者，宗脉之所聚也。意思是指耳朵是人体重要经脉汇聚的地方。古时的医学家就发现，在耳朵上面有好多点，用细棍刺这些点（也即是耳穴），能减轻或消除某些病的症状。后来，慢慢就形成了针灸推拿中的一个重要分支——耳穴按摩。

我们的祖先，对耳针能治病，早就有认识。他们认为，一个人体内的"阴阳"乱了套，邪气得胜，正气退却，这个人就要生病。他们还把什么是阴，什么是阳，什么叫"邪"，什么叫"正"，都做了详细的说明。耳针就是通过调理"阴阳"扶正祛邪达到治病的目的。

小贴语

按摩治病不花钱，不用参桂与黄连。

现代医学家认为，分布在耳朵上面的神经非常丰富，而且种类齐全。当人的内脏有病时，耳朵上的有些神经就受到"恶性刺激"。如果用针或药物去治疗，等于给耳朵上的神经加了个"良性刺激"。这个良性刺激，上传到大脑，大脑就会做出处理，把那个恶性刺激压了下去，病就得到好转。

防治乙型肝炎常用耳穴

首先让我们了解一下耳部的结构。

一、耳郭的表面解剖名称

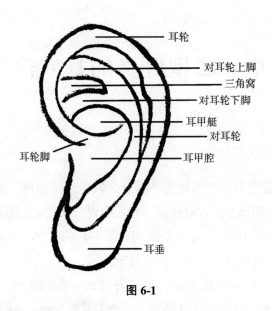

图 6-1

耳轮：耳郭卷曲的游离部分。

耳轮脚：耳轮深入耳甲的部分。

对耳轮：与耳轮相对呈"Y"字形的隆起部，由对耳轮体、对耳轮上脚和对耳轮下脚三部分组成。

对耳轮上脚：对耳轮向上分支的部分。

对耳轮下脚：对耳轮向前分支的部分。

三角窝：对耳轮上脚和下脚之间的三角形凹窝。

耳屏：耳郭前方呈瓣状的隆起。

对耳屏：耳垂上方与耳屏相对的瓣状隆起。

耳垂：耳郭下部无软骨的部分。

耳甲：部分耳轮和对耳轮、对耳屏及外耳门之间的凹窝。由耳甲艇、耳甲腔两部分组成。

耳甲腔：耳轮脚以下的耳甲部。

耳甲艇：耳轮脚以上的耳甲部。

二、耳穴分布规律

耳穴在耳郭的分布有一定规律，其分布犹如一个倒置在子宫中的胎儿，头部朝下，臀部朝上（图6-2）。其分布的规律是：与面颊相应的穴位在耳垂；与上肢相应的穴位在耳舟；与躯干相应的穴位在耳轮体部；与下肢相应的穴位在对耳轮上、下脚；与腹腔相应的穴位在耳甲艇；与胸腔相应的穴位在耳甲腔；与消化管相应的穴位在耳轮脚周围等。

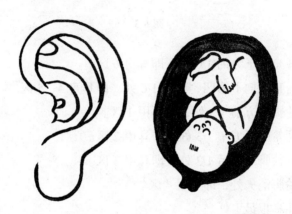

图 6-2

初次选取耳穴治疗时，医生常有"男左女右"的习惯。患者在应用时可不拘于此，双侧轮流交替使用。

三、治疗乙肝常用穴位

肝：在耳甲艇的后下方。

胆：在耳甲艇的后上部，即耳甲 11 区。

脾：在耳甲腔的后上部，即耳甲 13 区。

三焦：在外耳门外下，肺与内分泌区之间，即耳甲 17 区。

神门：在三角窝后 1/3 的上部，即三角窝 4 区。

内生殖器：在三角窝前 1/3 的中下部，即三角窝 2 区。

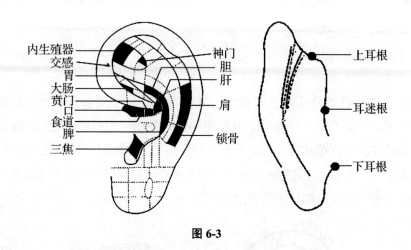

图 6-3

锁骨：在耳舟最下方的 1/6 处，即耳舟 6 区。

肩：在耳舟自上向下第四、五个 1/6 处，即耳舟 4、5 区。

口：在耳轮脚下方前 1/3 处，即耳甲 1 区。

食道：在耳轮脚下方中 1/3 处，即耳甲 2 区。

贲门：在耳轮脚下方后 1/3 处，即耳甲 3 区。

胃：在耳轮脚消失处，即耳甲 4 区。

上耳根：在耳根最上处。

耳迷根：在耳轮脚后沟起始的耳根处。

下耳根：在耳根最下处。

交感：在对耳轮下脚前端与耳轮内缘相交处，即对耳轮 6 区与耳轮内侧缘相交处。

大肠：在耳轮脚及部分耳轮与 AB 线之间的前 1/3 处，即耳甲 7 区。

耳穴防治乙型肝炎

耳穴诊疗疾病方便易行，深受临床医师和广大患者的欢迎。其中较为常用的是耳穴压籽法，患者在家中可自我按压。

压籽疗法又称耳穴压豆法、压丸法，是指选用质硬而光滑的小粒药物种子或药丸等贴压耳穴的一种方法，是在耳针治病的基础上产生的一种简易的方法。该方法不仅能收到和埋针同样的疗效，而且安全、无创、无痛，且能起到持续刺激的作用，在耳朵的各个穴位上按一按，就可以达到治病效果，对于患者来说更容易接受，目前广泛应用于临床。

选材：压丸所选材料就地取材，如王不留行籽、油菜子、小米、绿豆、白芥子等。临床现多用王不留行籽，因其表面光滑，大小和硬度适宜。应用前用沸水烫洗两分钟，晒干装瓶备用。

操作：将王不留行贴附在 0.6 厘米 ×0.6 厘米大小胶布中央，用镊子夹住贴在选用的耳穴上。每日自行按压 3 ～ 5 次，每次每穴按压 30 ～ 60 秒，3 ～ 7日更换 1 次，双耳交替。

常用穴：分二组。

（1）肝、胰胆、脾、三焦。

（2）①角窝三点：神门、子宫、下脚端；②屏间切迹四点：屏间切迹前后左右四点；③耳舟一线：锁骨、肩、肩关节；④耳轮脚下缘一线：口、食道、贲门、胃、脾；⑤耳根三点：上耳根、下耳根、耳迷根。

备用穴：胁痛加神门、交感；恶心加胃、食道、神门；腹胀加大肠、三焦。

治法：常用穴任取一组，备用穴据证酌加。第一组按常规方法将王不留行籽贴于穴区，第二组分"点"、"线"贴压。"点"的贴法同上，"线"则按部位长度宽 0.6 厘米之长胶布，串排王不留行籽，每子相距半粒许，固定在耳穴线上。嘱患者用食、拇指做间歇对压，使耳部有胀痛感，手法不宜过重，以防压破皮肤。每次均仅取 1 侧穴，每周换贴 2 次，5 次为一疗程。

第七章 乙型肝炎的拔罐疗法

什么是拔罐疗法

　　拔罐疗法在中国几乎家喻户晓，它是古代劳动人民智慧的结晶，是中医药学传承下来的重要治病方法。拔罐疗法是选用口径不同的玻璃罐、陶瓷罐或竹罐等，通过燃火、蒸煮或抽气的办法使罐内的气压低于大气压，即形成负压，根据病人的不同情况，吸拔在一定部位的皮肤上以治疗疾病的方法。因古人使用兽角作为治疗工具，故称为"角法"，又称"吸筒疗法"，民间俗称"拔火罐"。

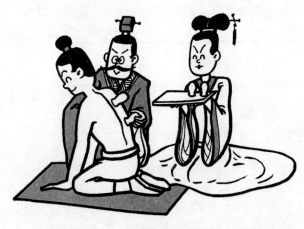

图 7-1

一、拔罐治病原理

根据中医学理论，在人体一定部位拔罐可疏通经络，活血散瘀，吸毒排脓，并能通过经络的内外连通起到调节全身机能、平衡阴阳、扶正祛邪的作用。现代研究证实，拔罐通过机械和温热刺激，除了可以改善皮肤的呼吸和营养，有利于汗腺和皮脂腺的分泌等局部作用外，还有全身调节功能，能兴奋调节中枢神经系统，增强人体免疫功能，改善血液循环。

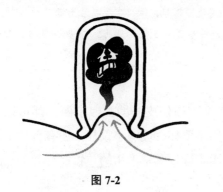

图 7-2

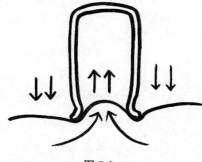

图 7-3

二、常用罐具种类

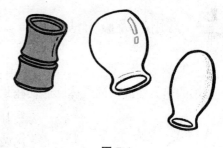

1. 玻璃罐 采用耐热质硬的透明玻璃制成，肚大口小，口边微厚而略向外翻，大小型号不等。优点是清晰透明，使用时可以窥见罐内皮肤的瘀血、出血等情况，便于掌握拔罐治疗的程度，特别适用于刺络拔罐法。缺点是闪火时导热快，且容易破碎。

图 7-4

2. 抽气罐 分为连体式与分体式两类。连体式是将罐与抽气器连接为一体，其上半部为圆柱形的抽气筒，下半部是呈腰鼓形的罐体，采用双逆止阀产生负压，吸附力可随意调节；分体式的是罐与抽气器分开，使用时再连接，有橡皮排气球抽气罐、电动抽气罐等。抽气罐的优点是可以避免烫伤，操作方法容易掌握。不足之处是没有火罐的温热刺激。

3. 多功能罐　多功能罐是指其功能较多的罐具，是现代科技发展的产物。如将罐法与药液外敷相结合，或罐法与电磁相结合等制作而成的罐。增强了单纯拔罐的疗效，拓宽了罐法的适应证，且操作十分简便。但这种多功能罐往往存在吸拔力不强等问题。

小知识

怎样避免火罐烫伤？

1. 在拔罐地方，事前先涂些水（冬季涂温水），使局部降温，保护皮肤，不致烫伤。

2. 酒精棉球火焰，一定要朝向罐底，不可烧着罐口，罐口也不要沾上酒精。

3. 缩短留罐时间，过长容易吸起水泡，一般 3～5 分钟即可，最多不要超过 10 分钟。

广泛而言，只要能够吸牢皮肤，而又不损伤皮肤的类似东西，都可以用来作吸拔的罐具。民间多就地取材，如用小瓷杯、玻璃小茶杯，还有各种不同规格陶瓷或玻璃做的罐头瓶子，也有的用家庭日常量米用的"竹筒"等等。医疗机构中多用特制的玻璃罐。

三、常用的吸拔方法

1. 火罐法　即闪火法，最常用，是利用燃烧时消耗罐中部分氧气，并借火焰的热力使罐内的气体膨胀而排出罐内部分空气，使罐内气压低于外面大气压（即负压），借以将罐吸着于施术部位的皮肤上。火罐法其吸拔力的大小与罐具的大小和深度、罐内燃火的温度和方式、扣罐的时机与速度及空气在扣罐时进入罐内的多少等因素有关。如罐具深而且大，在火力旺时扣罐，罐内温度高、扣罐动作快，下扣时空气再进入罐内少，则罐的吸拔力大；反之则小，可根据临床治疗需要灵活掌握，火罐法最常用的吸拔方法是闪火法，

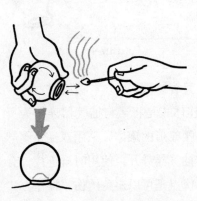

图 7-5

方法如下：

　　用镊子或止血钳等夹住酒精棉球，或用纸卷成筒条状，点燃后在火罐内壁中段绕 1 ~ 2 圈，或稍作短暂停留后迅速退出并及时将罐扣在施术部位上，即可吸住。此法比较安全，不受体位限制，是较常用的拔罐方法，但须注意操作时不要烧罐口，以免灼伤皮肤。

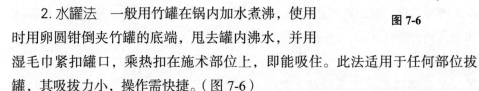

图 7-6

　　2.水罐法　一般用竹罐在锅内加水煮沸，使用时用卵圆钳倒夹竹罐的底端，甩去罐内沸水，并用湿毛巾紧扣罐口，乘热扣在施术部位上，即能吸住。此法适用于任何部位拔罐，其吸拔力小，操作需快捷。（图 7-6）

　　3.抽气法　先将备好的抽气罐紧扣在需拔罐的部位上，用抽气筒将罐内的空气抽出，使之产生所需负压，即能吸住，此法适用于任何部位拔罐。

四、走罐法

　　又名推罐法、飞罐法，一般用于面积较大、肌肉丰厚的部位，如腰背部、大腿等处。须选口径较大的罐，罐口要求平滑且较厚实，最好选用玻璃罐，先在罐口涂一些润滑油或在走罐所经皮肤上涂以润滑油，将罐吸拔好后，以手握住罐体，稍倾斜，即推动方向的后边着力，前边略提起，慢慢向前推动，这样吸拔在皮肤表面上进行上下或左右来回推拉移动，至皮肤潮红为度。

五、起罐法

　　起罐亦称脱罐。用一手拿住火罐，另一手将火罐口边缘的皮肤轻轻按下，或将罐具特制的进气阀拉起，待空气缓缓进入罐内后，罐即落下。切不可硬拔，以免损伤皮肤。若起罐太快，易造成空气快速进入罐内，则负压骤减，易使患者产生疼痛。（图 7-7）

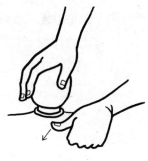

图 7-7

六、拔罐注意事项

1. 拔罐时因要暴露体表皮肤，故须注意保暖，防止受凉。

2. 初次拔罐及体弱、易紧张、年老等易发生意外反应的患者，宜选小罐具，且拔的罐数要少，宜用卧位。随时注意观察患者的面色、表情，以便及时发现和处理意外情况。若患者有晕罐征兆，如头晕、恶心、面色苍白、四肢厥冷、呼吸急促、脉细数等症状时，应及时取下罐具，使患者平卧，取头低脚高体位。轻者喝些开水，静卧片刻即可恢复。重者可针刺百会、人中等穴位以醒脑开窍。

3. 拔罐以肌肉丰满、皮下组织丰富及毛发较少的部位为宜。皮薄肉浅、五官七窍等处不宜拔罐。前一次拔罐部位的罐斑未消退之前，不宜再在原处拔罐。

4. 拔罐动作要稳、准、快，可根据病情轻重及病人体质的不同情况灵活掌握吸拔力的大小。一般来说，罐内温度高时扣罐、扣罐速度快、罐具深而大，吸拔力则大，反之则小。若吸拔力不足则要重新拔，吸拔力过大可按照起罐法稍微放进一些空气。

5. 拔罐部位肌肉厚，如臀部、大腿部，拔罐时间可略长；拔罐部位肌肉稍薄，如头部、胸部，拔罐时间宜短。气候寒冷，拔罐时间可适当延长；天热时则相应缩短。

6. 拔罐时，患者不要移动体位，以免罐具脱落；拔罐数目多时，罐具间的距离不宜太近，以免罐具牵拉皮肤产生疼痛或因罐具间互相挤压而脱落。

7. 拔罐后若出现小水泡，可不做处理，注意防止擦破，任其自然吸收；也可涂少许龙胆紫，或用酒精消毒后，覆盖消毒干敷料。

8. 有出血倾向者，或患出血性疾病者，禁忌拔罐；身体状态不佳，如过度疲劳、过饥、过饱、过渴等，不宜拔罐。

乙型肝炎常用拔罐法

一个小小的罐子就可以作为治疗的工具，是不是很神奇呢？我们在这一节介绍了常用的拔罐法后，乙型肝炎患者们就可以自己操作一下了，亲身体验拔罐给你带来的惊喜。

一、辨证拔罐法

1.活动期

（1）湿热黄疸型

治则：清热解毒，利胆退黄。

取穴：肝俞、胆俞、中极。

操作：病人俯卧位，取口径适合玻璃罐拔双侧肝俞、胆俞10分钟；病人再取仰卧位，用前法在中极穴拔罐。每天1次。

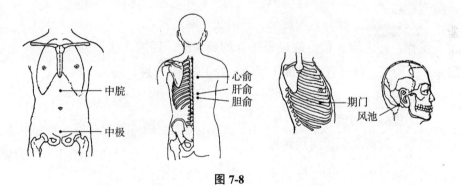

图 7-8

（2）肝胃不和型

治则：疏肝理气，和胃止痛。

取穴：中脘、肝俞、期门。

操作：病人仰卧位，取小型陶罐或竹罐，用闪火法在中脘穴和期门穴各拔罐10分钟；再令病人俯卧位用前法在双侧肝俞穴均拔罐10分钟。隔天1次，5次为一疗程，休息5天，再进行一疗程。

（3）肝郁气滞型

治则：疏肝解郁。

取穴：风池、肝俞、心俞。

操作：病人取坐位，取口径适合的玻璃罐，用闪火法拔在同一侧风池穴、心俞穴和肝俞穴10分钟，第二天再拔另一侧穴位，两侧穴位交替进行，10天为一疗程。

（4）气滞血瘀型

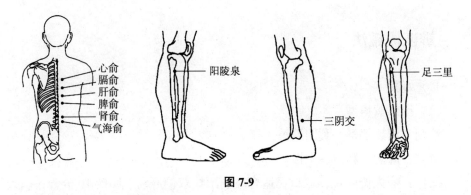

心俞
膈俞
肝俞
脾俞
肾俞
气海俞

阳陵泉

三阴交

足三里

图 7-9

治则：行气活血，疏经通络。

取穴：膈俞、肝俞、阳陵泉、三阴交、阿是穴。

操作：病人取坐位，取口径适合的玻璃罐，用闪火法在膈俞、肝俞、阳陵泉、三阴交、阿是穴（局部压痛明显处）拔10分钟，隔天1次。

2. 慢性期

（1）脾虚湿困型

治则：健脾利湿，清热解毒。

取穴：脾俞、膈俞、阴陵泉、三阴交、足三里。

操作：病人取坐位，取口径适合的玻璃罐，用闪火法在穴位拔5分钟，第二天拔另一侧穴位，两侧交替进行。

（2）肝肾阴虚型

治则：滋肾清心。

取穴：肾俞、肝俞、心俞、三阴交。

操作：病人取俯卧位，取口径适合玻璃罐，用闪火法在一侧俞穴穴位拔5

分钟；再令病人仰卧，用同法在同一侧三阴交穴拔罐。第二天采用同一方法拔另一侧穴位，两侧穴位交替进行。

（3）脾肾阳虚型

治则：益肾，健脾，温阳。

取穴：肾俞、脾俞、气海俞、足三里。

操作：病人侧卧，取口径适合陶罐，用闪火法在同一侧脾俞、肾俞、气海俞和足三里穴拔 10 分钟，第二天拔另一侧穴位，两侧交替进行。

二、保健拔罐法

1. 膀胱经走罐法

取穴：背部膀胱经。

操作：患者俯卧，裸露背部。先在背部涂适量按摩乳，取大口径玻璃罐用闪火法将罐吸拔在一侧肩胛处，以手握住罐体，稍向上倾斜，即推动方向的后边着力，前边提起，慢慢向前推动，方向可循足太阳膀胱经由上而下，至腰部后推移到对侧，再循经由下而上，如此吸拔在皮肤表面来回推拉移动，至皮肤潮红为度。隔日 1 次。

意义：膀胱经被古代医家喻为人身之"藩篱"，即身体的篱笆墙，足见其预防功用。在背部沿膀胱经走罐可很好地刺激经络，活血行气，强身健体。

2. 足三里拔罐法

取穴：足三里。

操作：坐位，取小口径的玻璃罐用闪火法吸拔在足三里穴上，留罐 10 分钟，每日 1 次，双侧穴位交替拔罐。

意义：足三里是人身强壮要穴，经常给予刺激，可提高机体免疫力。

第八章　乙型肝炎的刮痧疗法

什么是刮痧疗法

刮痧疗法是中医学的宝贵遗产之一。它是集针灸、按摩、拔罐、点穴之优势，通过运用特殊工具刺激人体相关经络腧穴，而达到活血化瘀、疏经通络、行气止痛、清热解毒、健脾和胃、强身健体之目的的一种治疗方法。数千年来的实践证明，该法具有简便安全、方法独特、适应证广、疗效确切等特点，深受广大群众喜爱。刮痧疗法作为自然疗法的一种，越来越受到世界各国人民的欢迎。人们也试图用各种手段研究它以使之更好地服务于人类的健康事业。

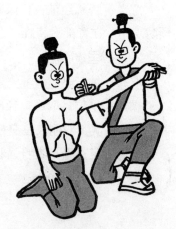

图 8-1

一、"痧"与疾病

"痧"者，"疹"也。用各种工具在人体的颈、背、胸等部位进行刮拭，刮出的红点即为"痧"。红点如粟，稍高出皮肤，可散在成片地呈现出来。"痧"是如何产生的呢？由于日晒、暑气、燥热、劳累、饮食不洁等原因，导致痧病，产生"痧"。

痧病常流行于夏秋季节，临床主要有头昏脑涨、胸闷烦满、全身酸痛、倦怠乏力、四肢麻木甚至厥冷等症状表现。健康人是刮不出"痧"来的。刮痧疗法是从刮治痧病脱胎出来的治病方法。根据不同的痧色，还可判断疾病的位置、性质、轻重及疾病预后。若痧色呈粉红或红色，则表明疾病在表，是轻症；若痧色呈暗紫色或紫红色，表明疾病在半表半里，较重；若刮拭后出现紫黑大泡，则说明疾病在里，为重症。

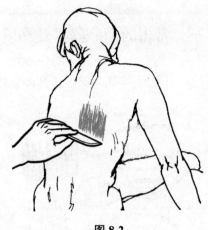

图 8-2

二、刮痧治病原理

刮痧疗法的理论核心是中医的经络学说。现代医学理论将刮痧疗法视为一种特殊的物理疗法。通过对特定皮肤部位的刮拭，使人体末梢神经或感受器产生效应，能增强机体的免疫机能，对循环、呼吸中枢具有镇静作用，促进神经体液调节，促进全身新陈代谢。因此，刮痧法对乙型肝炎患者可起到全身良性调节作用，从而强身健体。

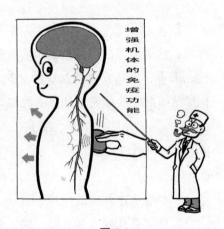

图 8-3

小知识

刮痧会损害皮肤吗？

"出痧"的皮肤红红的，看上去有点儿可怕。其实，红斑颜色的深浅通常是病证轻重的反映。一般情况下，"瘀血"会在3～5天内逐渐消退，迟一些也不会超过1周就会恢复正常，不仅不会损害皮肤，而且由于这种方法活血化瘀，加强了局部的血液循环，会使皮肤变得比原来还要健康、美丽。

三、常用的刮痧器具及介质

1.刮痧器具 刮痧器具种类较多，材质各异。广泛地说，凡是边缘圆钝、质地较硬但不会对皮肤造成意外损伤的物品都可用来刮痧。如家庭中的汤匙、瓷碗边、梳子背儿等都是可就地取材选用的工具。目前市面上也有各种各样的刮痧板出售，多选用具有清热解毒作用且不导电、不传热的水牛角制成，在几何形状上，做成不同的边、角、弯及不同厚薄，施于人体表面皮肤，可更方便地适用于人体各部位。

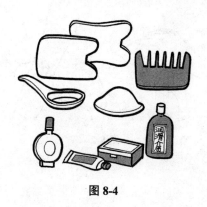

图 8-4

2.刮痧介质 刮痧通常要用一定的润滑介质，可使用普通介质，如水、麻油、食用油等，也可根据疾病寒热辨证采用相应的药用介质。如葱姜汁或肉桂、丁香、川乌、草乌制成的油剂具有温里散寒之功效；红花油可活血祛瘀；提炼浓缩配制的威灵仙油具有祛风除湿的功效，等等。

四、刮痧注意事项

1.刮痧应避开皮肤黑痣、肿块、手术瘢痕等部位。

2.体部有孔处，如肚脐、眼、鼻、口、乳头、生殖器等处不宜刮痧。

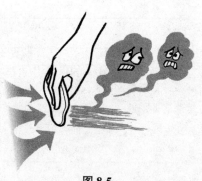

图 8-5

3.刮痧力度适中，不宜过轻或过重，同时结合患者耐受力而定。

4.刮痧后介质不宜立即擦干净。

5.刮痧后休息30分钟，方可活动。

6.刮痧后3～4小时才能洗澡，禁洗冷水澡。

7.刮痧部位可左右交替，若刮拭同一部位，应间隔3～5天，待肤色由紫红或暗红逐渐变浅淡后方可进行再次刮痧。

8.刮痧晕昏处理方法：平卧，松开衣领、腰带，刮拭人中穴，待清醒后喝温糖水，休息半小时即可。

五、刮痧疗法禁忌证

1.有出血倾向性疾病，如紫癜、白血病、严重贫血等禁刮。

2.严重内科疾病，如有严重心、脑、肺疾病等禁刮。

3.严重的传染性疾病，如重症肝炎、活动性肺结核等禁刮。

4.各种晚期肿瘤禁刮。

5.妇女妊娠期、月经期在其腰骶部和腹部禁刮。

6.皮肤疾病如湿疹、癣、疱疹、疥疮等，禁在患处刮痧。

7.骨折患处禁刮。

8.幼儿的头部、颈部、脊柱部等禁刮。

9.年老，久病体虚，或过饥过饱，酒醉、过劳之后，均不宜刮痧。

小知识

强身诀窍"五少五多"

少衣多浴，少食多嚼，少肉多菜，少糖多醋，少车多步。

乙型肝炎常用刮痧法

刮痧疗法在临床应用较少，很多患者都对它缺乏了解，其实，它是一种治疗乙型肝炎的很好的自然疗法，但我们要注意，如前文所述，重症肝炎禁止刮痧，读者在用刮痧法治疗乙型肝炎时最好去医院咨询一下自己的病情是否适合刮痧疗法。现在，让我们具体看一下乙型肝炎刮痧取穴及手法。

一、刮痧辨证取穴

1.急性病毒性肝炎
（1）湿热黄疸型

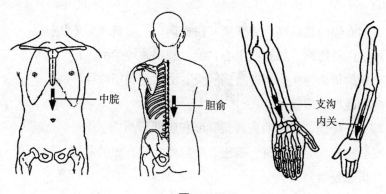

中脘　胆俞　支沟　内关

图 8-6

症状：身目发黄，其色鲜明，口渴，脘痞腹胀，食欲不振，恶心欲呕，尿黄，舌质红，苔黄腻，脉弦滑。

治法：清热化湿，利胆退黄。

取穴：胆俞、阴陵泉、太冲、内庭、支沟。

（2）肝胃不和型

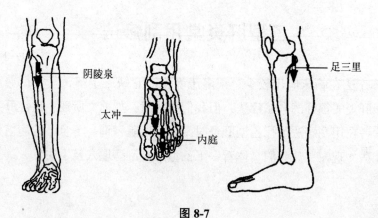

阴陵泉　足三里　太冲　内庭

图 8-7

症状：胸胁胀痛，口苦咽干，恶心欲呕，食欲不振，厌食油腻，或往来寒热，舌淡红，苔薄白，脉弦。

治法：和解少阳，疏肝和胃。

取穴：太冲、中脘、内关、足三里。

（3）肝郁气滞型

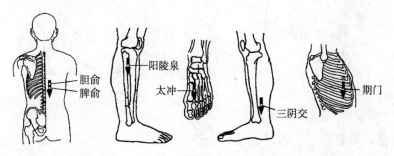

图 8-8

症状：胁肋胀满或胀痛，偏于右侧，或病无定处，精神抑郁，或急躁易怒，胸胁满闷，时太息，或咽中梗塞，随情绪变化而加重或缓解，妇女可出现经期乳房胀痛和月经不调，苔薄白，脉弦。

治法：疏肝解郁，行气活血，解毒祛邪。

取穴：太冲、期门、阳陵泉。

（4）气滞血瘀型

症状：右胁疼痛而灼热，肝脏肿大压痛，可见肝掌、蜘蛛痣、面部赤丝如缕，面目及全身发黄而晦暗，低热，五心烦热，咽红或痛，口干口苦，牙龈红肿出血，鼻出血，舌质红或紫暗或有瘀斑瘀点。

治法：疏肝理气，活血化瘀。

取穴：期门、阳陵泉、三阴交、太冲。

2.慢性肝炎

（1）脾虚湿困型

症状：身目俱黄，其色较晦暗，畏寒喜暖，四肢欠温，脘痞腹胀，得热则减，口淡不渴，饮食喜热，纳呆食少，四肢困重，大便清稀，小便不利，舌淡或暗，苔白腻或白滑，脉沉缓或沉迟。

治法：温阳散寒，健脾利湿。

取穴：胆俞、脾俞、阴陵泉、三阴交。

（2）肝肾阴虚型

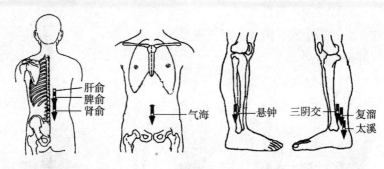

肝俞
脾俞
肾俞

气海

悬钟　三阴交　复溜
太溪

图 8-9

症状：右胁隐痛，腰膝酸软，头昏目眩耳鸣，两目干涩，咽干口燥，五心烦热，或伴低热，失眠多梦，面色黧黑，舌红有裂纹，花剥苔或少苔，甚至舌光红无苔，脉弦细数。

治法：滋补肝肾，养血活血。

取穴：肾俞、太溪、悬钟、复溜、气海、肝俞。

（3）脾肾阳虚型

症状：面色不华或晦暗，畏寒肢冷，食少腹胀，少腹、腰膝冷痛，肢胀浮肿，便溏或完谷不化，或五更泄，小便清长或尿频，舌胖淡，有齿痕，苔白，脉沉细。

治法：温补脾肾。

取穴：肝俞、脾俞、肾俞、太溪、三阴交。

二、刮痧治疗的顺序

以上各穴在应用时，刮拭的顺序为：先面部，后依次为背部、腰部、下腹部、腕掌侧、手背、小腿内侧、小腿后侧。

三、手法

1. 病人取舒适体位，充分暴露其施治部位，并用温水洗净局部。

2. 用边缘光滑的汤匙（或调羹、铜币等）蘸上麻油（菜子油、花生油、豆油或清水均可），在需要刮痧的部位单向重复地刮。

3. 刮痧顺序一般是由上而下，或由身体中间刮向两侧，或每次都由内向外，不得来回刮动。每次每处大约需刮 20 下左右，直到皮肤出现深红色斑条为止。乙肝患者应刮得稍轻一些，以不出血为宜，防止交叉感染。

4. 刮痧部位通常只在病人背部或颈部两侧。根据病情需要，有时也可在颈前喉头两侧、胸部、脊柱两侧、臂弯两侧或膝弯内侧等处刮痧。也可按照病情需要选择适合的部位刮痧。

5. 每一部位可刮 2 ~ 4 条或 4 ~ 8 条 "血痕"。按部位不同，"血痕"可刮成直条或弧形。刮痧之后，应用手蘸淡盐水在所刮部位轻拍几下。

6. 应用较小的刮匙，可在穴位处施术。在穴位处刮痧，除了具有刮痧本身的治疗效果外，还可疏通经络，行气活血。

7. "虚者补之，实者泻之"，这是中医治疗的基本法则之一。从表面上看，刮痧疗法虽无直接补泻物质进入机体，但可依靠手法在体表一定的部位进行一定的刺激，从而起到促进机体机能抑制或亢进的作用，这些作用的本质就是属于补与泻的范畴。在乙型肝炎的刮痧治疗中，也要遵循一定的补泻规律。

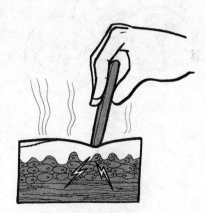

图 8-10

对于实证，可使用一定的泻法，主要手法为刮痧按压力大，速度快，刺激时间较短。对于虚证，则要采取一定的补法，主要手法为刮痧按压力小，速度慢，刺激时间长。

第九章 乙型肝炎的汤药疗法

什么是中药

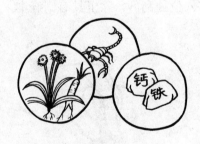

图 9-1

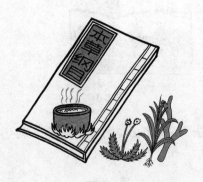

图 9-2

汤药是中药最常用的剂型。俗话说："草根树皮治大病。"中药治疗疾病有其独特的优势和功效，近年来逐渐成为自然疗法的一种。中药大部分为天然药材，种类繁多，包括植物、动物和矿物，仅典籍所载的就有 3000 种以上。而中药之所以叫做"中药"，是因为这些药物的使用是以中医学理论为指导，有着独特的理论体系和应用形式，充分反映了我国历史文化的特点。若不是按照中医学的理论进行应用，则不能称其为"中药"。

我国幅员辽阔，古人经过长期的使用、观察和比较，知道即使是分布较广的药材，由于自然条件的不同，各地所产的质量规格也不一样，于是便有了"道地药材"之说，如四川的黄连、川芎、附子，广东的陈皮，东北的人参、细辛、五味子，云南的茯苓，河南的地黄，山东的阿胶等等，从古到今都是著名的"道地药材"。在现代的技术条件下，某些原来产量不多而需要量日益增加的药材的异地引种和动物驯养已经开展，而研究"道地药材"的生态系统和栽培技术等仍是确保药材原有功效的关键。

一、中药的性能

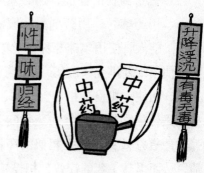

图 9-3

　　每一味中药都有自己独特的性能，主要包括性、味、归经、升降浮沉及有毒无毒等方面。药性包括寒、热、温、凉四性，还有一些寒热之性不甚显著的药物为平性药。药性可反映药物的主治范围，如寒性药可治疗热性疾病，热性药可治疗寒性疾病等。药味主要有辛、甘、酸、苦、咸五种，辛味有发散、行气、行血作用，甘味有补益、和中、缓急等作用，酸味有收敛、固涩作用，苦有泄和燥的作用，咸有软坚散结、泻下作用。另外，还有淡味药，多有渗湿、利尿作用。味的概念，不仅表示味觉感知的真实滋味，同时也反映了药物的实际功效。升降浮沉反映的是药物作用于人体后的趋势和走向。归经是指药物对某一经（经络及其属络脏腑）或某几经发生明显的作用，而对其他经则作用较小，或没有作用，也就是药物对于机体某部分的选择性作用。某味药归哪经不是古人凭空想象出来的，而是内证试验的结果，是古人智慧的结晶。中药的"毒"有广义、狭义之分，广义的"毒"是指药物的偏性，凡药皆有"毒"；狭义的"毒"则是药物的毒性、毒副作用。认识药物有毒、无毒，对于指导临床具体用药至关重要的作用。在很多人眼里，中药是没有副作用的，实际不然。中药也是药，俗语说得好："是药三分毒。"正确运用中药是避免或减缓副作用的关键。临床使用中药必须在中医理论的指导下明确辨证，对证用药。

小瘄语

　　　　吃药不忌口，坏了大夫手。

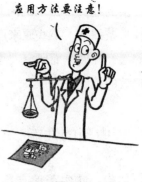

应用方法要注意！

图 9-4

二、中药的应用

掌握了药物的性能，还必须明确药物的配伍禁忌、用药禁忌、用药剂量和服法等，方能正确用药。前人将使用单味药称作"单行"，而多味药共同使用则要讲究"配伍"。中药的配伍关系可有相须、相使、相畏、相杀、相恶、相反六种关系。相须是性能功效相类似的药物配合应用，可以增强其原有疗效；相使是相似的药物配合应用时，以一种药物为主，另一种为辅，从而提高主药的疗效；相畏是一种药物的毒性反应或副作用，能被另一药物减轻或消除；相杀则反之，是一种药物能减轻或消除另一种药物的毒性或副作用；相恶是两种药物共同使用时，相互作用可使药物原有功效降低，甚至丧失药效；相反是两种药物合用时，能产生毒性反应或副作用。因为药物相反会产生不良后果，故历代对此都比较重视。妊娠时期服用中药也有禁忌，一般来说，毒性较强或药性猛烈的药物禁用；行气活血以及辛热的药物慎用。服用中药也有饮食禁忌，即俗话说的"忌口"。另外，由于疾病的关系，在服药期间，凡属生冷、黏腻、腥臭等不易消化及有特殊刺激性的食物，都应根据需要予以避免。高热患者还要忌油腻。

三、汤药的煎制

首先，将药物放入砂锅内（不宜选用铁锅、锡锅等），加冷水漫过药面，视药材的质地浸泡20分钟到2小时。上火煮沸后，改用微火再煎煮5～10分钟，将药液倒出，再添加适量冷水上火煎煮，煮沸后将药液倒出，两次药液合并服用。一般来说，解表或芳香类的药物不宜久煎，防止有效成分挥发；滋补类的药物可延长煎煮时间，以使有效成分充分析出。有些药物要先煎，有些

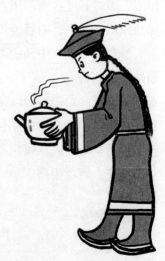

图 9-5

药物要在即将煮沸时才放入，有些药物要单煎，有些药物可不用煎，而是用煎好的药液来冲服，这些都要根据医嘱来操作。

四、汤药的服法

就服药时间来说，一般在饭前约1小时服用；对胃肠有刺激的药物宜在饭后服；滋补类药宜空腹服；安神药宜睡前服。另外根据病情，有的一天可几次服用，有的也可代茶饮，不拘时候服。就服用方法来说，多是一天一剂药，分两次服。服用要温服，不可凉服，放入冰箱冷藏的药液再次服用时要加热。

乙型肝炎常用中药

中医学是一座蕴藏丰富的宝库，早在两千多年前就认识到了肝炎的传染性，远比西医对肝炎传染性的认识要早，并且记载了检查和诊断黄疸的方法，在长期的医疗实践中，积累了丰富的治疗乙型肝炎的用药经验。

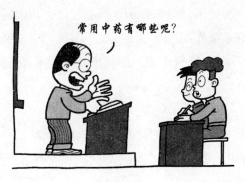

图 9-6

目前，大量的临床实践证明，中药治疗病毒性急性肝炎、慢性肝炎、肝硬化等都有很好效果。不论对改善症状、恢复肝功能，还是抑制病毒复制及抗肝纤维化等都是西医不可比拟的。

特别值得一提的是中药比西药不仅价格便宜，而且服用方便、安全，不良反应少。下面我们就介绍一下治疗病毒性肝炎的常用中药，大家在日常应用中可以有所选择。

1.虎杖　为蓼科植物虎杖的根茎。含游离蒽醌及蒽醌苷等。

性味：苦，寒。

归经：入肝、肺、肾经。

功用：清热解毒，祛风胜湿，活血行瘀。

适应证与禁忌证：本品味苦性寒，既有清热解毒、祛风胜湿之功，常用于治疗湿热黄疸、风湿关节疼痛、淋浊带下等，又有活血祛瘀之力，常用于治疗妇人经闭、产后恶露不下、癥瘕积聚、跌打损伤等。另外本品治水火烫伤亦有良效。

本品用治肝病，主要适用于肝胆湿热壅盛证，肝肾阴虚证及脾虚便溏者慎用。本品所含蒽醌苷水解后生成大黄素，具有泻下作用，但较大黄为弱。

现代药理研究

（1）抗病毒作用：本药能抑制甲型肝炎病毒，对乙型肝炎表面抗原（HBsAg）亦有明显的抑制作用。临床上用治急性黄疸型肝炎疗效最佳，对慢性迁延性肝炎亦有一定疗效。

（2）抗菌作用：本药对金黄色葡萄球菌、白色葡萄球菌、卡他球菌、链球菌、大肠杆菌、变形杆菌、绿脓杆菌、伤寒杆菌、福氏痢疾杆菌等有抑制作用，对钩端螺旋体有杀灭作用。

（3）降低血清谷丙转氨酶作用：据临床观察，本品有降低血清谷丙转氨酶的作用。

用法用量：10～30克，水煎服。

2.茵陈　为菊科植物茵陈蒿的幼嫩茎叶。含6，7-二甲氧基香豆精、绿原酸、咖啡酸、β-蒎烯、茵陈酮等。

性味：苦、微寒。

归经：入肝、胆、脾、胃经。

功用：清热利湿，利胆退黄。

适应证与禁忌证：本品苦泄下降，性寒清热，善清肝胆之热，兼理肝胆之郁，有清热利湿退黄之功，为治疗湿热黄疸的主药。与温阳散寒药配伍，又可治疗寒湿发黄证。

在治疗病毒性肝炎中，本品主要适用于急慢性乙肝湿热壅盛者。无湿者及肝肾阴亏者忌服。

现代药理研究

（1）保肝作用：动物实验证实，本品对四氯化碳所致的大鼠实验性肝损伤有保护作用。用本品治疗的动物肝细胞肿胀、气球样变、脂肪变与坏死有程度不等的减轻；肝细胞糖原与核糖核酸含量有所恢复或接近正常；血清谷丙转氨酶活性显著下降。

（2）利胆作用：动物实验证实，茵陈水煎液有显著的利胆作用。本品能促进胆汁分泌，并可增加胆汁中胆酸及胆红素的排出量。

临床报道主要用于胆道感染、胆道蛔虫症、高脂血症与冠心病、感冒、浅层霉菌病等。用本品治肝炎的报道较多。

用法用量：10 ～ 30 克，水煎服。

3. 栀子　为茜草科植物山栀的果实。

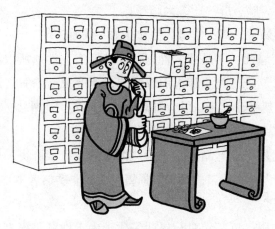

图 9-7

性味：苦、寒。

归经：入肝、心、肺、胃经。

功用：清热泻火除烦，凉血解毒，保肝利胆。

适应证与禁忌证：本品味苦而寒，其性屈曲下降，能降火清热。其与茵陈相配，能除湿热黄疸；与豆豉相配，能除心火烦躁；加生姜、陈皮可除呕哕；同元胡相配能破热滞瘀血腹痛。适用于湿热黄疸、淋证，热郁胸膈心烦，火热所致的消渴、目赤、咽痛、吐血、衄血、尿血及热毒疮疡等证。

本品用治肝病，主要适用于湿热壅盛或热毒较盛的黄疸型及无黄疸型肝炎。脾胃虚寒食少便溏者不宜使用。

现代药理研究

（1）保肝作用：栀子能减轻四氯化碳引起的肝损害，有抑制血清转氨酶升高的作用。

（2）利胆作用：本品有促进胆囊明显收缩，促进胆汁分泌的作用，并有抑制血中胆红素的形成，降低血中胆红素水平的作用。

临床报道主要用于急性黄疸型肝炎、急性膀胱炎、扭挫伤、上消化道出血等。

用法用量：6～15克，水煎服。

4. 黄芩　为唇形科植物黄芩的根。

性味：苦、寒。

归经：入心、肺、肝、胆、大肠经。

功用：清热燥湿，泻火解毒，凉血止血，安胎。

适应证与禁忌证：本品味苦性寒，其性清肃，性寒所以除热，味苦所以燥湿，为上中二焦药，能泄肺火而解肌热，泄心火而除脾之湿热。适用于湿热泻痢、黄疸、热淋、火毒疮肿、肺热咳嗽及热盛迫血外溢的吐血、衄血、便血、血崩等。本品能清热安胎，故常用于胎热不安证。

在肝病的运用中，本品适用于湿热内蕴的黄疸型肝炎、无黄疸型肝炎及肝硬化。但本品为苦寒清肃之品，能损胃气，故非实热者不宜用。

现代药理研究

（1）保肝作用：黄芩素对小鼠四氯化碳中毒性肝脏损害有解毒作用，黄芩苷有降低谷丙转氨酶的作用。用本品治疗病毒性肝炎具有改善临床症状较快，肝功能复常率高，尤其降酶快，下降后较为稳定等优点。

（2）利胆作用：本品能增加犬、兔胆汁排出量，并有降低血中胆红素的作用。

临床报道主要用于治疗小儿上呼吸道感染、慢性气管炎、菌痢、钩端螺旋体病、肝炎、胆道感染、高血压等病证。

用法用量：6～15克，水煎服。

5. 黄柏　为芸香科植物黄柏或黄皮树的树皮。

性味：苦、寒。

中药妙对

中药名及成药名往往寓意深远，不少文人雅士巧妙地运用药名拟定药联，给药物以活力，赋草木以生机，在表现手法上也颇为工整严谨，使人们读后既得到艺术享受，又增加中药知识，极富情趣。兹采撷一二，以供欣赏。

白头翁，持大戟，跨海马，与木贼草蔻战百合，旋覆回朝，不愧将军国老；红娘子，插金簪，戴银花，比牡丹芍药胜五倍，苁蓉出阁，宛如云母天仙。

刘寄奴含羞望春花，徐长卿砒霜采腊梅。

风月前胡夜，轩窗半夏凉。

红娘子上重楼，连翘百步；白头翁坐常山，独活千年。

归经：入肝、肾、膀胱、大肠经。

功用：清热燥湿，泻火解毒。

适应证与禁忌证：本品善清湿热，适用于湿热蕴结的下痢、黄疸、淋浊、带下、足肿痛等病；本品又能退虚热制相火，适用于阴虚火旺的骨蒸劳热、梦遗等病；本品还能泻火解毒，用于热盛的痈肿疮疡、目赤肿痛、口舌生疮等病。

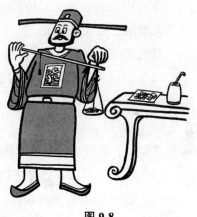

图 9-8

本品用治肝病，主要适用于湿热壅盛的急慢性肝炎、肝硬化及肝肾阴虚火旺的慢性肝炎。本品属苦寒之品，脾胃虚寒证者不宜使用。

现代药理研究

（1）利胆退黄作用：黄柏有促进胆汁分泌的作用，临床实践证实，黄柏有降低血中胆红素、消除黄疸作用，故为临床治疗黄疸的主要药物之一。

（2）抑制肝炎病毒：对于乙型肝炎表面抗原，黄柏具有明显选择性抑制作用。

用法用量：6～15克，水煎服。

6.龙胆草　为龙胆科植物龙胆或三花龙胆的根及根茎。

性味：苦、寒。

归经：入肝、胆、肾、膀胱经。

功用：泻肝胆实火，除下焦湿热。

小知识

喝咖啡能解酒养肝

　　日本古野纯典教授研究发现：咖啡能养肝，而且有较好的解酒效果。其根据是，调查证实，喝咖啡者与不喝咖啡者相比，谷丙转氨酶低。

适应证与禁忌证：本品味大苦，性大寒，专泻肝胆之火，除下焦湿热，故凡肝经郁热为患，皆其所宜。适用于肝经湿热郁火所致的目赤肿痛、胸胁疼痛、阴囊肿痛、耳聋、黄疸等病证，并用于肝经热盛动风所致的惊风抽搐等。

本品用治肝病，主要适用于肝经实火及湿热的急慢性肝炎，脾胃虚弱便溏及无湿热、实火者忌服。

现代药理研究

（1）保肝作用：本品对四氯化碳引起的动物肝脏损害有一定保护作用，能减轻肝组织坏死和细胞变性，肝细胞内糖原也明显高于对照组。

（2）降谷丙转氨酶作用：本品有较强降低血清谷丙转氨酶作用，且具有作用速度快、幅度大、不易反跳的特点。

（3）利胆作用：本品有使胆囊收缩，促进胆汁分泌增加的作用。

（4）健胃作用：龙胆味苦，有健胃作用。食前半小时服小剂量，能刺激胃液分泌，使游离酸分泌增加，而起健胃作用；但饭后服用，反使胃肠机能减弱，胃液分泌减少；大剂量服用，则刺激胃黏膜，妨碍消化，引起恶心呕吐、头痛、颜面潮红、昏眩等症。

（5）免疫抑制作用：本品有抑制抗体生成作用，并对干扰素的诱生有一定作用。

用法用量：小剂量 3～6 克，中剂量 6～10 克，大剂量 12～20 克，水煎服。

7. 白花蛇舌草　为茜草科植物白花蛇舌草的全草。

性味：苦、甘，寒。

归经：人肝、心、脾经。

功用：清热，利湿，解毒，活血。

适应证与禁忌证：本品能清热解毒，散瘀消痈，适用于肺热咳喘、咽喉肿痛、痢疾、黄疸、痈肿疔疮、肠痈及毒蛇咬伤等病证。

本品用治肝病，主要用于慢性乙型肝炎，适用于热毒炽盛或湿热蕴结的慢性乙型肝炎、肝硬化及肝癌等。无热毒及湿热者不宜用。

现代药理研究

（1）免疫调节作用：本品能增强机体的免疫力，刺激网状内皮细胞增生，增强吞噬细胞活力。动物实验证实，用本品后，可见网状细胞增生极为活跃，网状细胞腺体增生肥大，胞浆丰富，吞噬活跃。本品还能增强白细胞吞噬细菌的能力，增强血清杀菌的作用。

（2）保肝作用：本品中含有齐墩果酸，能降低实验动物肝损伤的谷丙转氨酶水平，减轻肝细胞变性、坏死及肝组织的炎性反应和纤维化过程，促进肝细胞再生，加速坏死组织的修复。

用法用量：15～30克，水煎服。

8. 大黄　为蓼科植物掌叶大黄、唐古特大黄或药用大黄的根茎。

性味：苦，寒。

归经：人肝、脾、胃、大肠、心包经。

功用：清热泻火，攻积导滞，凉血祛瘀。

适应证与禁忌证：本品苦寒，气味重浊，直降下行，走而不守，有较强的泄热攻下作用，适用于实热便秘、谵语发狂、食积痞满等证。本品又能活血祛瘀，导瘀血下行，推陈致新，常用于治疗伤寒蓄血、瘀血经闭、瘀血腹痛及跌打损伤等证。本品还有泻火凉血止血之功，故又用于火热炽盛的吐、衄血等证。

在肝病的治疗中，本品为泄热通腑之要品，适用于热毒炽盛及湿热壅滞的各种病毒性肝炎，尤其是治疗急性黄疸型肝炎及重症肝炎的良剂。然本品为苦寒攻伐之品，对于脾虚湿盛、气血亏虚、脾胃阳虚者不宜用之。

现代药理研究

（1）利胆作用：本品能促进胆囊收缩，松弛胆总管括约肌，促进胆汁分泌，增加胆汁流量，疏通肝内毛细血管，为利胆退黄的主要药物。

（2）免疫调控作用：本品能抑制体液免疫，增强细胞免疫，促进白细胞吞噬细菌的能力，消除免疫变态反应，具有免疫调控作用。

本品用于治疗重症肝炎，有明显降低胆红素，改善肝功能及临床症状的作用。本品对乙型肝炎病毒表面抗原转阴亦有作用。

用法用量：3 ~ 12 克，水煎服。

9.郁金　为姜科植物郁金、姜黄或莪术的块根。

性味：辛、苦，寒。

归经：入心、肺、肝经。

功用：行气解郁，凉血破瘀。

适应证与禁忌证：本品辛散苦泄，其性轻扬，能散郁滞，顺逆气，上达高巅，善行下焦，为血中之气药。既能理气分之郁滞，又能散血分之瘀阻，还能清降肝胆、心胃气血之痰火，不仅用于气滞血瘀的胸胁痛、脘腹疼痛、痛经诸证，而且用于血热妄行之吐血、衄血、尿血诸证，还用于痰热蒙蔽心包的神昏、惊痫癫狂诸证。

本品用治肝病，可广泛用于肝气郁结及气滞血瘀证。因其有凉血破瘀之功，故对于血热瘀滞者亦可用之。但本品行气活血，故阴虚及无气滞血瘀者忌服。本品畏丁香，不宜与丁香同用。

用法用量：5 ~ 15 克。

10.桃仁　为蔷薇科植物桃的种子。

性味：苦、甘，平。

归经：入心、肝、大肠经。

功用：活血祛瘀，润燥滑肠。

适应证与禁忌证：本品性善破血，散而不收，泻而无补，为活血化瘀的常用药，适用于瘀血经闭、腹痛、癥瘕、跌打损伤诸多病证，如仲景之桃仁承气汤、抵当汤，皆以本品与其他活血化瘀药同用以治下焦蓄血证，下瘀血汤以本品与大黄、蟅虫等同用以治产后瘀血腹痛及经水不利等。又本品体润而能滋肠燥，故可用于肠燥便秘证。

本品用治肝病，主要适用于慢性肝炎、肝硬化之血瘀证，孕妇、无瘀滞及便溏者不宜使用。

用法用量：5 ~ 10 克，水煎服。

11. 厚朴　为木兰科植物厚朴或凹叶厚朴的树皮或根皮。

性味：苦、辛，温。

归经：入脾、胃、肺、大肠经。

功用：行气导滞，燥湿下气。

适应证与禁忌证：本品苦辛而温，味苦下气，辛能散，苦能燥，为理气宽中、燥湿之要药，具有良好消除肠胃气滞之功效。凡气滞于中、郁而不散，食积于胃、羁而不行，或湿郁于里、聚而不化，皆可用厚朴理气宽中除滞，下气消痰。适用于湿阻气滞所致的胸闷不适、脘腹胀满胀痛、宿食不消以及痰饮咳喘等。

本品用治肝病，主要适用于肝郁气滞及湿邪阻滞中焦、气滞不利诸证。对于肝病中出现腹胀满者，无论有形之实滞，还是无形之虚满，皆可用之。但本品性温行散，故阴虚内热及孕妇慎用。

用法用量：3 ~ 10 克，水煎服。

12. 佛手　为芸香科植物佛手的果实。

性味：辛、苦、酸，温。

归经：入肝、胃经。

功用：理气化痰。

适应证与禁忌证：本品能疏肝理气，和胃化痰，故常用于治疗肝郁气滞之胃痛、胁痛、呕吐及痰饮咳喘等证。

在肝病的治疗中，本品主要适用于肝郁气滞及肝胃不和之证。阴虚火旺及无气滞者慎用。

用法用量：3 ~ 10 克，水煎服。

13. 金钱草　为报春花科植物过路黄等多种植物的全草。

性味：甘、淡，微寒。

归经：入肝、胆、肾、膀胱经。

功用：清热，除湿，退黄，利水通淋，解毒消肿。

适应证与禁忌证：本品甘淡渗泄，微寒清热，既能清利肝胆湿热以治湿热黄疸，又长于利水通淋以治石淋。本品还有清热解毒之功，捣烂外敷可治恶疮肿毒之症。

在肝病治疗中，本品主要用于治疗肝胆湿热的急慢性肝炎，尤其是急性黄疸型肝炎，有较好疗效。但本品性偏渗利，故对于肝肾阴亏及无湿热者，不宜使用。

用法用量：15～60克，水煎服。

乙型肝炎常用偏方验方

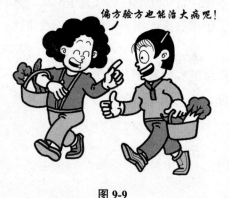

偏方验方也能治大病呢！

图 9-9

目前临床上西药治疗乙肝的药物很多，报纸、电台、电视台不断报道新药，这给肝炎的治疗带来了好消息。然而，其治疗的效果和安全性却参差不齐，使患者不知所措。中草药作为我国治疗乙肝的主要药物，各种偏方验方也是层出不穷，我们在这里就介绍一些乙肝常用偏方验方，供读者参考。

一、急性病毒性肝炎

1. 湿热黄疸型

（1）茵陈公英汤

原料：茵陈 100 克，蒲公英 50 克，白糖 30 克。

制法：取茵陈、蒲公英加水 500 毫升，煎取 400 毫升，加白糖 30 克。

用法：分 2 次服，每日 2～4 次。

功效：清热解毒，利胆退黄。

（2）茵陈车前饮

原料：茵陈、车前草各 100 克（或车前子 20 克）。

制法：将茵陈、车前草加水 1000 毫升，煮取 800 毫升。

用法：每服 200 毫升，加白糖 20 克，每日 3 ~ 4 次。

功效：清热除湿，利胆退黄，清热利尿，渗湿止泻。

2. 肝胃不和型

消炎利胆茶

原料：玉米须、蒲公英、茵陈各 30 克，白糖适量。

制法：将玉米须、蒲公英、茵陈加水 1000 毫升，煎取 600 毫升，加白糖适量。

用法：温服。每日 3 次，每次 200 毫升。

功效：利尿利胆，健胃清热消炎。

小秘语

吃药不如戒烟，治病不如防病。

3. 肝郁气滞型

（1）柴胡疏肝糖浆

原料：柴胡、白芍、香附、枳壳、生麦芽各 30 克，甘草、川芎各 10 克，白糖 250 克。

制法：将上述药物加水 2000 毫升，煮汁去渣，取汁 1500 毫升，加白糖 250 克，制成糖浆。

用法：每服 30 毫升，每日 2 次。服完再配，保持药液新鲜。

功效：疏肝解郁，理气宽中，健胃消食。

（2）玉米须饮

原料：玉米须 15 克。

制法：玉米须煎汤代茶饮。

功效：利水清热养肝。可治肝功能差者。

二、慢性肝炎

1. 脾虚湿困型

佛手柑饮

原料：佛手柑 15 克，白糖适量。

制法：将佛手柑泡茶，加入白糖适量，饮服。

用法：每日饮服数次。

功效：醒脾开胃，疏肝理气。

2. 肝肾阴虚型

五汁饮

原料：梨 100 克，荸荠 100 克，藕 100 克，麦门冬 50 克，鲜芦根 100 克。

制法：将上述 5 种原料用清水洗净，切碎，绞汁，饮服。

功效：清热解毒，生津止渴。

三、肝病病人服中药注意事项

病毒性肝炎的患者很多，其中有不少的患者采用中药治疗的办法，病毒性肝炎病人服中药后要注意以下五个方面的内容：

1. 服用中药必须有连续性，保持每日服用 1 剂，以便清除五脏六腑湿热，并把湿毒排出体外，充分发挥中药的疗效。

2. 病毒性肝炎中药治疗必需具有系统性。服中药至肝浊音界正常后，必须连续每日服用中药 1 剂，以 4～6 周为一疗程。过早终止服药，常见肝大、腹大和重新出现临床症状，因而往往需要重新开始另一次新的系统疗程，浪费时间和精力。

3. 服用中药后因为人体要排出体内毒素，可能会重新出现一系列的反应，如胃肠不适、腹鸣、多屁、便秘、腹泻、口疮、痤疮、疱疹等症状，一般并不严重，继续服用中药多能自愈。

4. 服中药后临床症状多可缓解，肝肿大往往能迅速消失。但重新进入体内的另一批疫毒病邪或损害肝功能的物质（如损肝药物）仍然可能导致症状复发。所以在治疗期间，患者应讲究饮食卫生，防止重复感染。如果没有必要，应避免接受损伤肝脏药物的治疗。

5.病毒性肝炎治疗原则第一是营养，第二是休息，第三是治疗。所以在中药治疗过程中，患者必须注意充分休息，食物宜新鲜、易消化和营养丰富，特别要注意补充足够蛋白质、氨基酸。

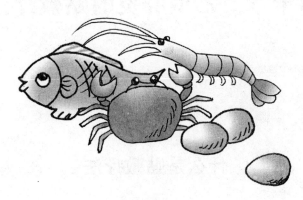

图 9-10

第十章　乙型肝炎的贴敷疗法

什么是贴敷疗法

　　贴敷疗法是将药物贴敷于身体特定部位如穴位、手心、足心、肚脐等，通过一定途径发挥药物与特定部位双重作用的治病方法，属于外治法的一种。贴敷疗法疗效确切，经济方便，避免了药物内服的禁忌、副作用及患者不愿服用苦药等不足，尤适用于儿童、妇女、老人等畏针忌药者，是群众乐于接受的一种自然疗法。

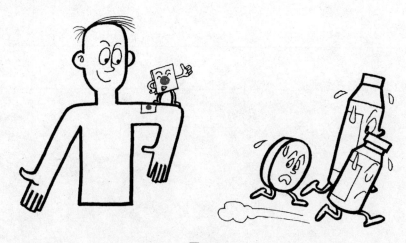

图 10-1

一、贴敷的药物选择

一般来说，凡可内服的药物都可以外用，由于贴敷的给药途径不同于内服，故在常规辨证选方的基础上，可多用或加用以下药物：

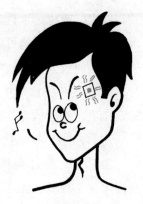

图 10-2

（1）性味芳香、走窜作用强的药物，如冰片、麝香、肉桂、丁香、花椒、乳香、没药、樟脑、薄荷、穿山甲、皂角、姜、葱、韭、蒜、槐枝、柳枝、桑枝、桃枝等。但此类药物易耗气动血，使用时不宜过量。

（2）气味俱厚、性猛力强类药物，如生半夏、附子、苍术、牵牛、胆南星、番木鳖、川草乌、巴豆等。但此类药物在使用时也须掌握用量及敷贴时间。用量宜小不宜大，敷贴时间宜短不宜长。

（3）血肉有情之品，如羊肉、鸡肉、动物内脏、鳖甲等，可选用加入药中贴敷治疗慢性虚损性疾病。应当注意必须对证，不可滥补。

（4）重金属类药物，如轻粉、水银、朱砂、铅粉、黄丹、雄黄、白砒等。此类药物穿透性强，用之得当，可增强疗效。但这些药物有些有剧毒，有些过量久用亦可蓄积中毒，故虽系外用，用量亦应极小，不可过量。

（5）刺激发泡类药物，如白芥子、斑蝥、毛茛、蒜泥、甘遂等，即发泡疗法中所选用的具有刺激皮肤发泡的一类药物。此类药物可单独使用，亦可配入复方中使用，通过使皮肤发泡，持久地刺激腧穴、经络，以达到治疗目的。

（6）透皮剂，如二甲基亚砜，可增加皮肤通透性，促使药物透入皮肤，促进药物的有效成分吸收，增强敷贴的治疗作用。

二、贴敷常用剂型

1. 散剂　是穴位敷贴中最基本的剂型。根据辨证选药配方，将药物碾成极细的粉末，过 80 ~ 100 目细筛，药末可直接敷在穴位上或用水等调和成团贴敷，外用纱布、

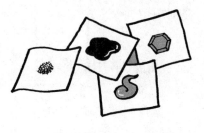

图 10-3

胶布固定，或将药末撒布在普通黑膏药中间敷贴穴位。本剂型制法简便，剂量可以随意变换，药物可以对证加减，且稳定性较高，储存方便。由于药物粉碎后，接触面较大，刺激性增强，故易于发挥作用，疗效迅速。

2.糊剂　将散剂中加入赋形剂，如酒、醋、姜汁、鸡蛋清等调成糊状敷涂穴位上，外盖消毒纱布，胶布固定。糊剂可使药物缓慢释放，延长药效，缓和药物的毒性。再加上赋形剂本身所具有的作用，可提高疗效。

3.膏剂　有硬膏和软膏两种，其制法不同，硬膏是将药物放入植物油内浸泡1～2日后，加热油炸，过滤药物，药油再加热煎熬至滴水成珠，加入铅粉或广丹收膏，摊贴穴位。硬膏易于保存且作用持久，用法简便。软膏是将药物粉碎为末过筛后，加入醋或酒，入锅加热，熬成膏状，用时摊贴穴位，定时换药。也可将适量药末加入葱汁、姜汁、蜜、凡士林等调成软膏，摊贴穴位。软膏渗透性较强，药物作用快，有黏着性和扩展性。

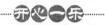

> **悄 悄 话**
> 某日在某大酒楼吃饭，点了道"悄悄话"，端上来一看原来是猪口条和猪耳朵。

4.丸剂　是将药物研成细末，以蜜、水或米糊、酒、醋等调和制成的球形固体剂型。丸剂贴敷通常选择小丸药。丸者缓也，可使药物缓慢发生作用，药力持久。丸剂便于贮存使用。

5.饼剂　将药物粉碎过筛后，加入适量的面粉拌糊，压成饼状，放笼上蒸30分钟，待稍凉后摊贴穴位。有些药物，有黏腻性，可直接捣融成饼，大小、重量应根据疾病轻重和贴敷部位而定。

6.锭剂　将敷贴药物粉碎过筛后，加水及面糊适量，制成锭形，晾干，用时以水或醋磨糊，涂布穴位。本剂型多用于慢性病，可减少配制麻烦，便于随时应用。

三、贴敷常用赋形剂

赋形剂即基质，基质选用适当与否，对药物的渗透吸收有直接影响。常用的赋形剂有下述几种：

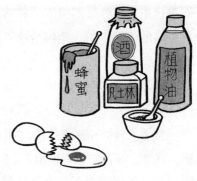

（1）蜂蜜：蜂蜜有"天然吸收剂"之称，是吸收较快的赋形剂之一。不易蒸发，能使敷药保持一定湿度，无刺激性，具有缓急止痛，祛风化瘀，解毒防腐，收敛生肌之功用。

（2）鸡蛋清：鸡蛋清含蛋白质、凝胶，可使药物释放加快，缺点是容易干缩、霉变。

图 10-4

（3）凡士林：凡士林黏稠度适宜，便于使用，不易变质，与药末调为软膏外敷，穿透性好。

（4）植物油：亦可作为赋形剂，调药末敷贴，但穿透力不如凡士林大。

（5）酒、醋、姜汁：具有走窜通经，活血化瘀，温通气血，散寒祛邪，消结止痛的作用，亦是临床常用的效果良好的赋形剂。

（6）水、药汁、盐水：均可调药粉为糊剂或制药饼外用。其中水和药汁可使敷贴药物保持一定湿度，易于浸透；盐水可离解物质，使药易于透入。

懒惰一家

　　有一个家庭，全家人都非常懒惰。爸爸叫妈妈做家事，妈妈不想做，就叫大姐做，大姐也不想做，就叫妹妹做，但是妹妹也不想做，就叫小狗做。一天，家里来了一个客人，发现小狗在做家事，很惊讶，问小狗："你会做家事呀？"小狗说："他们都不做就叫我做呀！"客人更惊讶："你会说话？"小狗："嘘！小声点！要是他们知道我会说话，又会叫我去接电话！"

四、贴敷治疗乙肝原理

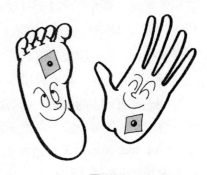

　　穴位给药的生物利用度明显高于一般给药，因腧穴对药物具有敏感性和放大效应。通过药物对皮肤的刺激引起皮肤和患部的血管扩张，促进局部和周身的血液循环，增强

图 10-5

新陈代谢，改善局部组织营养，提高免疫功能，同时随着药物进入体内，可起到相应的调理作用，达到治疗乙肝的目的。

五、贴敷注意事项

虽然贴敷疗法简、便、廉、验，但若辨证、选穴、药物选择运用不当，也会影响疗效，甚至带来不良后果，故也须注意一些细节问题。

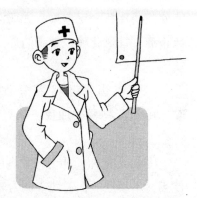

图 10-6

（1）过敏体质或有皮肤过敏史的患者应慎用贴敷疗法，如果选择运用，须严密观察，一旦有过敏迹象，要立即停用。

（2）有出血性疾病的患者，若使用三棱、莪术、桃仁、红花等破血逐瘀药时，应密切观察全身有无出血倾向。

（3）有毒药物用量不宜过大，敷药时间不宜过长，且应有间隔，以防产生毒副作用，对久病体弱及有严重心脏病、肝脏病、肾脏病等患者尤应注意这一点。严禁毒药入口。

（4）凡用水、酒、鲜药汁调敷药物时，需随调随用。使用大蒜、白芥子、斑蝥等发泡剂时，可适量用蜂蜜调敷，以缓和对局部皮肤的强烈刺激。

（5）颜面、五官部位、大血管部和肌腱处应禁敷或慎敷；妇女妊娠期间腰骶部、少腹部及一些可引起子宫收缩的穴位禁用。

（6）小儿皮肤娇嫩，药物透入较易，但贴敷后要注意护理，勿令搔抓。且贴敷时间不能太长，以免对皮肤造成过度刺激。

（7）敷药时要注意药物的软硬、干湿度，并须及时更换，以防影响疗效，刺激皮肤。在第二次敷药前，可用消毒干棉球蘸各种植物油或液状石蜡揩去第一次所涂敷的药膏，切不可用汽油或肥皂擦洗。

（8）贴敷时尽量避免一穴重复贴10次以上，对于须长期治疗的慢性疾病，应辨证选择两组以上穴位交替使用。

（9）穴敷后一般不宜参加重体力劳动和游泳等体育活动，饮食避免生冷、辛辣刺激性食物等。

乙型肝炎常用贴敷法

　　贴敷疗法见诸历代典籍，而且广泛流传应用于民间。其疗效可靠，取材方便，操作简单，作用迅速而痛苦小，尤适用于儿童、妇女、老人等畏针忌药者，是群众乐于接受的一种治疗方法，上一节我们已经提到贴敷疗法种类多样，包括脐疗法、体穴贴敷法、湿敷法、热熨法、发泡法、鼻吸法、搐鼻法、摩擦法等，下面逐一举例介绍。

一、体穴辨证贴敷

（一）急性病毒性肝炎

1. 湿热黄疸型

处方一

穴位：中脘。

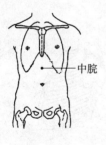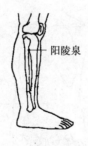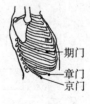

图 10-7

　　组成：白芷 10 克，花椒 15 克，苦楝子 50 克，葱白、韭菜兜各 20 个，白醋 50 毫升。

　　制用法：先将前两味药研细末，再将后 3 味药捣烂如泥，用白醋调膏状，敷贴穴位，外用胶布固定，每日 1 次。

处方二

穴位：列缺、内关。

组成：新鲜毛茛根茎适量。

制用法：取鲜毛茛根茎洗净捣成糊状，每次取 10 克敷贴于穴上。

2. 肝胃不和型

处方一

穴位：章门、京门。

组成：白芥子、吴茱萸各等分。

制用法：上药研细末，过筛，水调如糊状，取药糊涂布于章门、京门穴，干后换药，每日数次。

处方二

穴位：期门、阳陵泉、阿是穴。

组成：川芎 30 克，香附、延胡索各 15 克，五灵脂、蒲黄各 10 克。

制用法：诸药研细末，每次用药末 3 克，陈醋调膏，贴于期门、阳陵泉（均双穴）、阿是穴，每次贴 24 小时。3 天贴一次，连贴 10 次为一疗程。

3. 肝郁气滞型

穴位：胆俞、神阙。

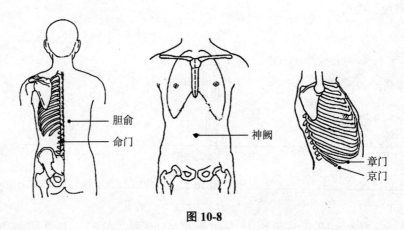

图 10-8

组成：麝香 0.2 克，柴胡 3 克，木香 3 克，延胡索 3 克，丹皮 3 克，赤芍 3 克，大黄 3 克。

制用法：上药共研细末，用食醋调敷穴上，外用纱布固定。每次敷贴 1 小时，每日 1 次。

4. 气滞血瘀型

穴位：胆俞、神阙。

组成：麝香 0.1 克，柴胡、木香、延胡索、当归尾、川芎、桃仁各 3 克，血竭花 1 克。

制用法：上药共研细末，用白酒调敷穴上，外用纱布、胶布固定，每次敷贴 1 小时。

（二）慢性肝炎

1. 脾虚湿困型

穴位：神阙。

组成：大戟、甘遂、沉香、肉豆蔻、广木香各 12 克。

制用法：上药烘干，共研细末，以酒 250 毫升和匀，装入布袋内，置于神阙穴，外盖塑料薄膜，以宽布带环扎固定，药酒干时再换新药。

2. 肝肾阴虚型

穴位：神阙。

组成：腰黄 53 克，硼砂 18 克，炉甘石 17 克，淡牙硝 21 克，冰片 23 克，麝香 8 克。

制用法：上药共研极细末，瓶贮备用。每次取药粉 0.6 克，纳入脐内，胶布固定，5～7 天换药一次。

3. 脾肾阳虚型

穴位：心口、神阙、命门。

组成：附子 10 克，干姜 5 克，茵陈 15 克。

制用法：上药共为细末，过筛，装瓶备用。每次用上药 10 克，分别摊在 3 块直径约 5 厘米的伤湿止痛膏上，贴敷在上述穴位处，并用胶布固定。每日 1 次，连贴 10 日为一疗程，休息 2 日后继续下一疗程。

（三）重型肝炎

处方一

穴位：神阙、章门、京门。

组成：黄芪、赤芍、狼毒、贯众、乳香、紫草、丁香、青黛各 10 克。

制用法：上药共研细末，在穴位处擦红花油，撒上药粉适量，纱布、胶布固定，3 日换药 1 次。

处方二

穴位：大椎、肝俞、脾俞、命门、期门、梁门、天枢、气海、足三里、三阴交。

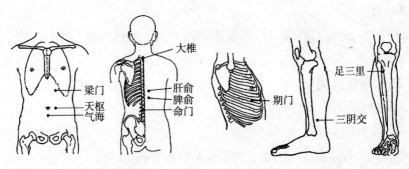

大椎

梁门
天枢
气海

肝俞
脾俞
命门

期门

足三里

三阴交

图 10-9

组成：雄黄 20 克，斑蝥 5 克。

制用法：上药共研细末，制成直径 0.2 ～ 0.3 厘米大小药丸，每次选 4 ～ 5 穴，敷贴 6 ～ 12 小时。

二、脐疗法

（一）急性病毒性肝炎

湿热黄疸型

处方一：瓜蒂散

组成：甜瓜蒂 100 克，冰片 6 克，秦艽 100 克，黄芩、丹参、紫草、青黛各 30 克，铜绿 15 克。

制法：上药除瓜蒂、冰片另研外，余药共研细末，各药末混匀，过 60 目筛，密封保存备用。

用法：洗净脐孔后，将药粉填脐孔约 2/3，胶布封紧，周围不可留孔隙。每人每次用量为 0.15 克左右。小孩每次 0.1 克左右，每 48 小时换药 1 次，病愈停用。

功用：利胆退黄。

处方二：冰黄散

图 10-10

组成：大黄 30 克，冰片 6 克。

制法：大黄研细末，再与冰片共研匀，贮瓶备用。

用法：上散用水调成糊，纳脐中，用麝香追风膏覆盖。每日 1 次，每次 8 ～ 10 小时，30 日为一疗程。

功用：清热利胆退黄。

（二）慢性肝炎

1. 脾虚湿困型

处方一：砂矾退黄膏

组成：砂仁 30 克，白糖 50 克，白矾 10 克，青背鲫鱼 1 条（连肠杂用）。

制法：砂仁研细末，过筛，再与白矾、白糖共调匀备用。

用法：鲫鱼取肉，与上药末共捣烂如膏，纱布包裹，敷神阙穴。每日换药 1 次。

功用：利湿退黄。

处方二：黄疸膏

组成：胡椒 27 粒（小儿每岁 1 粒），麝香 0.9 克，雄鲫鱼 1 条（只取背肉）。

制法：胡椒研为细末，与鲫鱼肉共捣烂，分为 5 份，制成药饼。

用法：以少许麝香置神阙穴上，上盖药饼，1 日换药 1 次。

功用：散寒湿，祛黄疸。

开心一乐

学英语

老师：我们学校下学期起，改用全英语授课。

甲同学：哇！我们会听不懂的。

老师：不用担心，学语言就是要多听，你们每天听我说多了自然会明白。

乙同学：可是我每天听家中小狗叫，也不知道它在说什么。

处方三：茵陈丁香散

组成：茵陈、丁香各适量。

制用法：上两味共研细末，敷脐部。

功用：散寒利湿退黄。

2. 肝肾阴虚型

组成：升麻、柴胡、葛根、丹参、枸杞、郁金、半夏、枳实、山楂、瓜蒌。

制法：如制黑膏药法，上药以香油炸枯，去渣滤净，炼油至滴水成珠，将黄丹徐徐加入，搅匀，老嫩适度，置冷水中去火毒，取适量摊于牛皮纸或白棉布上备用。

用法：将膏药加温后贴神阙穴。10 日换药 1 次，连用 3 个月为一疗程。

功用：解毒祛邪，扶正固本。

3. 脾肾阳虚型

组成：附子、干姜、茵陈各等分。

制法：共研细末，贮瓶备用。

用法：取本散适量，水调，贴敷脐中及膻中穴，每日换药 1 次。

功用：温中散寒，利湿退黄。

（三）重型肝炎

组成：茵陈、栀子、生大黄、芒硝各 30 克，杏仁 18 克，常山、鳖甲、巴豆霜各 12 克，豆豉 60 克。

制用法：上药煎汤抹脐部，药渣趁热熨脐。

功用：清热化痰，利胆祛瘀。

三、湿敷法

湿热黄疸型

组成：鲜麻菜 1 棵。

制用法：将草药切碎，煎汤，以毛l

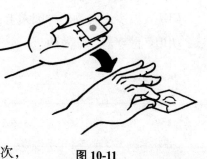

或纱布浸药液，趁热湿敷肝区，每日 3 ~ 4 次，每次 20 分钟。

图 10-11

功用：清热利湿。

四、热熨法

1. 气滞血瘀型

组成：青皮 300 克。

制用法：青皮打碎，拌醋炒热，装入布袋，热熨胁痛处，冷则更换，每日 2 次，每次 30 分钟。

功用：行气活血止痛。

小知识

慢性肝炎保健须知

1. 保持良好的心态

2. 适当注意休息

3. 合理膳食

4. 定期复查肝功能

2.脾虚湿困型

组成：枳壳、小茴香各 100 克，青盐 300 克。

制用法：枳壳、小茴香打碎，加入青盐炒热，装入布袋，热熨胁痛处，药冷则更换，每日 2 次，每次 30 分钟。

功用：理气健脾化湿。

五、发泡法

处方一

组成：鲜毛茛 10 克。

制用法：将鲜毛茛茎根洗净，捣成糊状，敷于列缺穴或内关穴上，外加纱布包好，6 ~ 8 小时后，感觉局部灼痛，皮肤呈现红赤色时，可将药物去掉，再加消毒纱布包好，24 小时后揭开，局部起水泡，用注射器吸出水泡内液体，消毒包扎，预防感染。

处方二

组成：紫皮大蒜 3 ~ 5 枚，黄芥子粉 2 克，益肝散 1 份（青黛 4 克，甜瓜蒂 2 克，冰片 1 克，茵陈末 0.5 克）。

制用法：共捣如泥，放玻璃器皿内，倒扣于上臂三角肌上端皮肤上（相当于臂臑穴），再用绷带固定，24 小时取下，皮肤上出现水泡，常规消毒后，将水泡中液体用消毒后注射器吸出，涂 10% 甲紫，加盖消毒纱布保护，胶布固定，一般 3～5 天可愈。每 2～3 周治疗 1 次，每 3 次为一疗程，左右臂交替敷贴，一般不超过 2 个疗程，每次应偏离原疤痕。肝功能恢复正常后应停止治疗。

六、鼻吸法

适用于急性病毒性肝炎属湿热黄疸证。

组成：甜瓜蒂。

制用法：上药烘干，研为细末，过筛，取 0.1 克分 6 包。先以 2 包深深吸入两鼻孔，隔 40 分钟，清洁鼻腔，再吸入 2 包，再隔 40 分钟，清洁鼻腔，再吸入 2 包，共分 3 次吸完。间隔 7～10 天，依上法，再吸 0.1 克。以此类推，吸完 0.4 克为一疗程，即先后共吸 4 次。急性期一疗程，慢性期两个疗程，一般即可见效。

七、搐鼻法

适用于急性病毒性肝炎属湿热黄疸证。

处方一

组成：苦丁香、白胡椒、白丁香各等分。

制用法：先将上药研为细末混匀，装瓶备用。用时取少许，吹入鼻中，以流出黄水为度。隔日 1 次，10 次为一疗程，病愈停用。

注意事项：吹药入鼻中时，可口含水，以防药物误入气道。若用后刺激性强，或病情加重可停用。用药后，若鼻发干，可涂芝麻油以调之。

处方二

组成：苦丁香、赤小豆、冰糖各等分，麝香少许。

制用法：先将苦丁香、赤小豆、冰糖研为细末，再加入麝香研匀。用时取少许药末吹入鼻腔内，以流出黄水为度。

第十一章　乙型肝炎的熏洗疗法

什么是熏洗疗法

　　熏洗疗法是中医外治法的一种，是中医学重要的组成部分，民间亦称为"药浴"、"熏蒸"等。它是将配制好的中草药加清水煮沸，先用其蒸汽熏患部或全身，再用药液淋洗、擦洗或浸浴全身或局部患处，从而产生治疗作用的一种防治疾病的方法。熏洗疗法是我国劳动人民在防病治病实践过程中智慧的结晶，近年来，由于使用方便，疗效显著而深受人们的青睐。

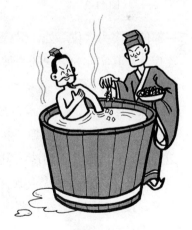

图 11-1

一、熏洗防治疾病原理

　　皮肤是人体最大的外围屏障，在这个大面积的屏障上，分布着密密麻麻数不清的汗毛孔，承担着沟通人体内外的作用。除毛孔之外的皮肤本身也有通透性，药物煮沸后，袅袅的蒸汽携带着独特的中药气味直接熏于肌肤，通过皮肤、黏膜、汗腺、毛囊、角质层、细胞及其间隙等转运而吸收。一方面，熏蒸时腾腾热气可使皮肤温度升高，扩张局部血管，增加局部血

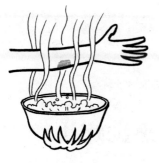

图 11-2

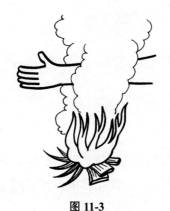

图 11-3

液循环，加快物质运输代谢；另一方面，各种药物的性味不同，通过皮肤吸收入内而发挥不同作用，如温经通络，行气活血，祛湿散寒等，从而对人体阴阳失调状态进行整体调节。

二、熏洗疗法的种类

熏洗疗法施行起来，可有药物熏烟法、药物蒸汽熏法、药物外洗法、药浴法、药物浸渍法等，其中熏蒸和外洗是比较常用的方法。这些方法既可单独施行，又可协同为用，以加强疗效。

1.药物熏烟法（图11-3） 药物熏烟法就是将药物研成粗末，置于火盆或火桶中，使药物缓慢燃烧，然后将身体某一部位置其上进行熏烤治疗，或将门窗关闭，用药物熏烤整个房间，此法多在瘟疫流行期间预防使用；也可将药物研成粉末后摊于纸上，卷成香烟状，点燃后对准身体某一部位（多为穴位）处，保持适当距离进行反复熏烤，以达到治疗作用。如艾灸疗法，其实亦为熏法的一种。艾灸中的雷火神针就是多种药物配合艾绒卷成筒状进行熏疗的。

2.药物蒸汽熏法 蒸汽熏是很常用的方法，且多与外洗连用，即先熏后洗。蒸汽熏可取特制器皿，将中草药加水煮沸冒出蒸汽后，即对准施术部位，边煮边熏；也可在普通沙锅中煮沸后将药汁倒入盆中，趁热熏之。在冬春感冒流行季节，在室内炉火上放置醋盆加热熏蒸，即俗称的"熏醋"，就是一种可以很好预防感冒的方法。蒸汽熏根据所熏部位的不同，可有全身熏洗、头面熏洗、手足熏洗等。

（1）全身熏洗法：可在较小房间或浴室中进行。关紧门窗，患者可身着薄衣或裸露皮肤躺卧于有镂空的平板上，将按病证配制的药物放入容器，加水，直接放于平板正下方加热煮沸（图11-4），在熏蒸的过程中可根据情况续加水，熏蒸时间可视病情轻重而定，一般以半小时为宜。若无适宜熏蒸用的平板，亦可在药物煎煮沸后，将药汁倒入容器（如浴盆、浴池等），然后取大的塑料薄膜将容器和患者罩住（头部可外露）形成密闭空间进行熏疗，待药液温度适宜时即可坐于容器中进行全身洗浴。全身熏洗通常每日熏1～2次。

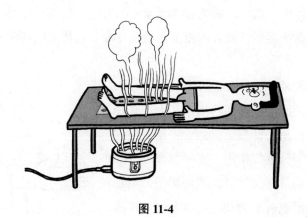

图 11-4

（2）头面熏洗法：药物煮沸后将药汁倒入消毒后的脸盆中，外罩布单，闭目，趁热熏蒸面部（图11-5），待药液温度适宜后，沐发、洗头、洗面。一般每次熏洗30分钟，每日2次。凡面部急性炎症渗出明显的皮肤病应慎用。

（3）手足熏洗法：药物煮沸后将药汁倒入消毒后的容器中，外罩布单，将患病手足与容器封严，趁热熏蒸，然后待药液温度适宜后浸洗手足。根据患病部位不同，决定药液量的多

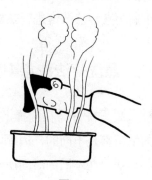

图 11-5

少。如洗足以药液浸没两足踝部为宜，洗手应浸过腕关节。每次15～30分钟，每日1～3次。值得一提的是，近年来足疗、足浴的招牌遍布大街小巷，若足疗师是经过专业训练的，其到位的按摩加上药物的熏洗对于防病保健可以起到不错的作用。

3.药物外洗法　将所选药物浸泡于水中，煎煮沸后，将药汁倒入盆中，待药温度适宜时，用毛巾浸透后擦洗全身或局部。此法可单独使用，但一般多与蒸汽熏法合并使用，即先熏后洗。外洗次数与时间可视病情和部位而定，通常每次15～30分钟，每日1～3次。

（1）药浴法：药浴，顾名思义，即用药液进行沐浴之意。此法在民间广为流传，近些年来，经过开发，药浴已成为保健的一个好方法。温泉浴实际就是一种天然药浴。在家庭中进行药浴，可以将所选药物加水煮沸后倒药汁于浴盆、浴桶或浴池中，然后添加适量洗澡水，若有较大容器，也可一次性煮沸所需药水量。待药液温后，即入内浸浴，法同洗澡。药浴是防病治病、养生保健的一种好方法。

（2）药物浸渍法：从语义上严格来讲，浸，就是将患部如四肢等浸泡在药液中；渍，是用消毒棉球或毛巾蘸药汁敷于患处，停留一段时间，以使药液充分发挥作用。实际操作中，浸渍最好连用，通常先洗后浸，然后再渍，以加强疗效。通常浸泡时间为 20 ~ 30 分钟，渍敷时间可根据情况而定，如棉球或毛巾凉后就可重新再蘸温热药液进行热敷。

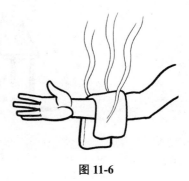

图 11-6

三、熏洗疗法注意事项

1.熏洗方药在选择上同内服方药。中医药治疗强调个性化治疗，每个人的情况都是不同的，因此同一个病，所开方药可能不同，即使同一个病人，同一个病，在不同的时间所开方药都是不同的。因此方药应在对患者进行中医辨证的基础上进行选用，不能一方共用。儿童皮肤娇嫩，药量尤其要掌握好。

2.局部熏洗前最好先对局部进行清洗，消毒。同时对熏洗所使用的器皿、纱布、毛巾等要先消毒后使用，家庭中可采用煮沸消毒法。熏洗时要防止药液溅入口、眼、鼻中。

3.熏洗过程中要掌握好药液温度，若温度过高就进行洗浴，往往会由于刺激性太强而对皮肤造成伤害；若温度低了，又会影响疗效。通常先用药液蒸汽熏，待药液不烫手时即可进行洗浴。洗浴时要注意保暖，避免受寒、吹风，洗浴完毕应立即拭干皮肤。尤其在冬秋之季，应注意浴室、房间的保温。

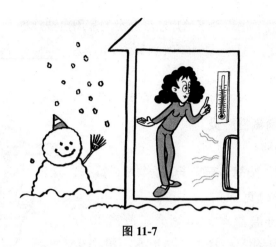

图 11-7

4. 对老幼患者，不宜单独洗浴，须有人助浴为宜，且洗浴时间不宜过长。对病情急重患者，熏洗时更要有专人陪护，以避免烫伤、着凉或发生意外。有严重心、脑、肾疾病者不适宜全身熏洗。洗浴过程中或洗浴后若发现有皮肤过敏者，应立即停止熏洗或更方。有皮肤破损者可根据病情选择适宜的用药方法。

5. 进行熏洗要选择适宜的时间，通常饭前及饭后 30 分钟内不宜熏洗，空腹洗浴易发生低血糖休克，且由于药物的气味刺激更易使人发晕；饭后饱腹洗浴则影响食物消化吸收。其余时间若无其他情况均可进行熏洗。

6. 随时注意身体变化，有效则继续用药；无效，则应随时更方疗之。使用本疗法治病，若有效，要坚持用药，直至痊愈，切忌用用停停，而影响疗效。用药期间，要适当忌口。禁忌吸烟、饮酒，忌食辛辣油炸等物和鸡、鱼、虾等发物。

7. 每剂药物可使用 3 次，即可煎煮 3 次。每次煎煮后将药汁倒出进行熏洗，药渣可妥善保存，再次熏洗时再加水煎煮，但间隔时间不宜过长，尤其夏天要防止药物变质。

乙型肝炎常用熏洗法

了解了熏洗疗法的这么多知识，你是不是急于想知道到底怎样具体操作来治疗疾病呢？我们来看一下治疗乙型肝炎的常用熏洗疗法。

一、辨证施法

（一）急性病毒性肝炎

1.湿热黄疸型

组成：茵陈、柴胡、五味子、垂盆草、黄芩、生地、龙胆草各10克。

用法：上药加清水3000毫升，煎煮30分钟后，取出药液倒入浴盆内，加温水，浸浴全身30～60分钟。每日1次，每剂可用2次，10～15日为一个疗程。

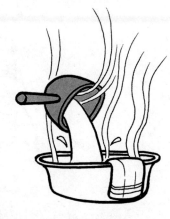

图 11-8

2.肝胃不和型

组成：川芎10克，丹参30克，桃仁20克，香附20克，柴胡20克，赤芍20克，青皮20克，陈皮20克。

用法：上药加水6000毫升，煮沸30分钟，取汁，熏蒸全身，待温度适中，浸浴全身。每天1次，每次30分钟，7～10天为一疗程。

3.肝郁气滞型

组成：柴胡、香附、青皮、赤芍、丹皮、地骨皮、栀子、苍术、川芎、建曲、连翘、生地、甘草各15克。

用法：上药煎汤，擦洗胁下痛处，每日2～4次。

4.气滞血瘀型

组成：红花、川芎、香附、柴胡、赤芍、青皮、陈皮、木香各10克。

用法：上药加清水3000毫升，煎煮20分钟，取出药液倒入浴盆中，并加入热水，浸浴全身，每次浸洗30分钟。每日1剂，浸浴2次，7日为一个疗程。

（二）慢性肝炎

1.脾虚湿困型

组成：茵陈30克，干姜、党参、制大黄、白术各10克，制附片5克。

用法：上药加清水3000毫升，煎煮30分钟后，取药液倒入盆中，再加入热水，浸浴全身，每次浸浴 30 分钟。每日 1 次，每剂可用 2 次，7 ~ 10 日为一个疗程。

2. 肝肾阴虚型

组成：鳖甲 30 克，青蒿、丹参、龟甲、炮山甲、红花、当归、露蜂房各 10 克。

用法：上药加清水 2500 毫升，浸泡 1 小时后煎煮，武火煎沸，文火慢煎 1 小时，去渣取汁，倒入盆中，加入温水，浸浴全身，每次浸洗 30 ~ 60 分钟。每日 1 剂，浸浴 1 次，10 日为一个疗程。

（三）肝硬化

组成：细辛 3 克，桂枝、红花各 6 克，麻黄、防风、川芎、荆芥各 10 克，川椒 15 克，大腹皮、丹参各 30 克。

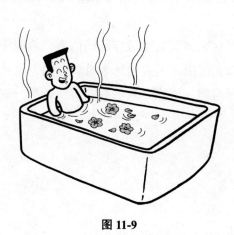

图 11-9

用法：上药加清水 3500 毫升，煎沸 15 分钟，取出药液倒入盆内，加入热水，于密闭不透风的室内洗浴全身，凉则加热水。每次浸洗 30 ~ 60 分钟，以汗出遍身为度。每日 1 次，每剂可用 2 次，10 日为一个疗程。

小知识

怎样看病最能省钱？

1. 普通疾病别挂专家号。

2. 病历切莫常换。

3. 别把贵药当好药。

4. 多和医生交流。

二、沐浴法

药物组成：荷叶或杜蒺藜 200 克。

制用法：将药水煎取液，洗腹部，每日 2 ～ 4 次。

主治：腹水胀满。

三、灌肠法

药物组成：生大黄、七叶一枝花各适量。

制用法：水煎取汁后加入米醋保留灌肠。

主治：急黄证。

以上我们介绍了这么多有关熏洗疗法的内容，希望能给您的治疗起到辅助的作用。其实，熏洗疗法并不占用您大量的时间，您只要在睡前或起床后的一段时间洗上一段时间，就能达到治疗的最佳效果，省时省力，何乐而不为呢？

第十二章　乙型肝炎的艾灸疗法

什么是艾灸疗法

　　艾灸疗法是中医学中一种重要而又独具特色的治疗疾病的方法，从古至今传承了几千年。艾灸疗法运用艾灸刺激人体经络腧穴，通过人体经络腧穴的反射传导，使经络通畅，气血调和，脏腑功能平衡，从而达到祛除疾病、恢复健康的目的。灸法是古代劳动人民生产生活实践的产物，早在人类懂得熟食后，无意中被火烫了皮肤，同时却解除了身体上某种疾病的痛苦，从而联想到用"灸"来治病。以后又找到艾叶，发现这种植物经加工后，燃烧慢而火力温和，药性温热，能透过皮肤来驱散寒邪，具有通经活络的功效，便当作灸的原料。为了提高疗效，以后又在艾绒中加入其他药末来配制。开始都用艾绒直接灸灼皮肤，灸后皮肤往往溃破结疤，后来渐渐改为隔姜、隔蒜间接灸，或直接将艾炷放在皮肤上，等它将要燃尽而病人呼烫的时候才去掉，这种艾灸，灸后皮肤不溃破、不结疤，易为广大病人接受。

一、灸法的种类

　　1. 直接灸

　　（1）艾炷灸：将艾炷直接放在穴位上燃烧，等到将要燃尽而病者呼烫时去除艾炷，另燃一炷。

（2）艾条灸：是由古太乙针法演进而来，临证时取艾条一根，点燃一端，放在距穴位 1 寸处熏灼，等灸处红润，感到灼热为止。（图 12-1）

2. 间接灸　在灸处要放药物，隔药用艾炷燃熏，叫做间接灸，例如隔姜灸、隔盐灸、隔蒜灸、隔饼灸等都是。

3. 其他灸法　除了上述的灸法而外，还有烧针尾的温针灸，药制如爆竹式的太乙针灸、雷火针灸，局部涂药使发泡的天灸，使用灸筒的温筒灸，以及外科所用的桑木灸法和神灯照等。

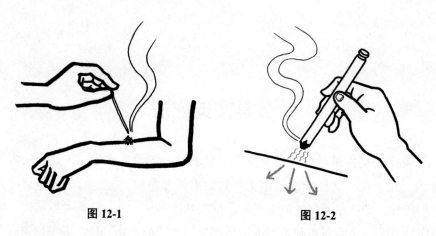

图 12-1　　　　　　　　　　　　　图 12-2

二、施灸的程序与标准

施灸的程序与施针的程序大体相同。灸法的计数以"壮"为单位，每灸一艾炷称为一壮。凡在头面以及四肢末梢等处施灸时，艾炷宜小宜少，背腹肩股部宜大宜多；新病灸时，艾炷宜大宜多，久病宜少宜小；体强者可大些多些，虚弱者应小些少些，老幼也宜适当减小减少。

三、施灸注意事项

1. 防止烫伤　施灸时艾炷要放置平正，防止滚动。艾条灸应不时向上或向左右移动，防止过于灼热，病人呼烫时即应略为抬起，并时时弹去艾灰，注意勿使火星下落，以避免烫伤皮肤或烧坏被褥。

2.灸后处理　灸治以后，病人被灸的局部皮肤，一般呈现浅红晕，片刻自然消失，无需加以处理。如红晕色深，或有灼痛感，应涂以油膏少许，加以保护。如局部起泡，这就叫"灸疮"，应涂消毒油膏，并以纱布包扎，防止继发感染，一般 7 天左右即可自愈，下次改换穴位施灸。

四、灸法适应证

灸法由于其温热性质，能够温经散寒、扶阳固脱、消瘀散结，适用于虚寒性的疾病。如慢性风湿病、胃痛、腹痛、腹泻、痢疾、遗尿、脱肛、崩漏、厥逆、瘰疬、瘿瘤等。灸法亦是很好的保健之法，可激发人体正气，增强抵抗力，无病施灸，可使精力充沛，延年益寿。

五、艾灸禁忌

1.在饥渴、酒醉、饱食、劳累、愤怒、惊恐、情绪不快和剧烈运动以后，都应禁灸，酒醉后更绝对禁灸。

2.孕妇慎灸。禁灸腹部各穴，禁灸三阴交、合谷、肩井等活血力强的穴位。

3.神经干表浅部分的穴位要少灸或禁灸。

艾灸足三里，胜补老母鸡。

乙型肝炎常用艾灸疗法

在乙型肝炎的治疗中主要运用灸法温经散寒，防病保健，脾肾阳虚型多用。

处方一

穴位：肝俞、脾俞、大椎、至阳、足三里、期门、章门、中脘、膻中、

石子头（太渊上 3 寸）。（图 12-3）

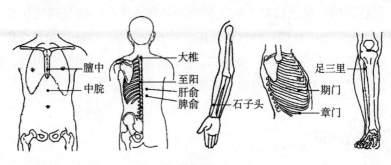

图 12-3

操作：前 5 穴与后 5 穴交替采用麦粒灸或隔饼灸。麦粒灸每壮艾炷约 1.5 厘米，每次每穴 7 壮；隔饼灸艾炷重 2 克，下衬附子饼，每穴每次灸 5 壮。两法均隔日施治 1 次。

处方二

穴位：肝俞、脾俞、膈俞、右期门、足三里、天枢、承满。（图 12-4）

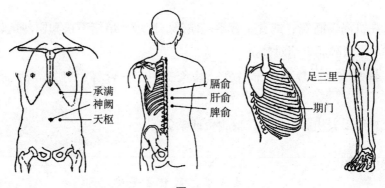

图 12-4

操作：每次取 2 ~ 3 穴，用小艾炷，每穴灸 5 壮。隔日 1 次，7 次为一疗程。

处方三

穴位：神阙。

操作：将枯矾适量研为粉末，用粗纹纸包卷药末，捻成药条 1 支。脐腹冷痛时，用暖脐膏贴于患者脐孔上，再用药条点燃熏脐，每日 1 次。

处方四

穴位：中枢、天枢、公孙、足三里、上巨虚、气海、命门。（图 12-5）

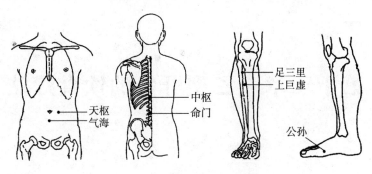

图 12-5

操作：用清艾条温和灸以上穴位，以局部皮肤潮红为度，每穴灸 10 分钟。每日 1 次，10 次为一疗程。

处方五

穴位：至阳、肝俞、脾俞、章门、期门、水分、水道。（图 12-6）

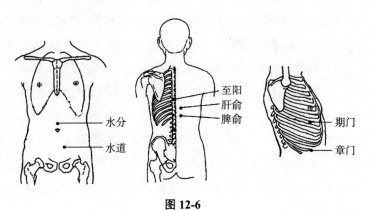

图 12-6

操作：将桂枝、白芷、丁香、急性子、王不留行共研细末，拌入适量面粉，调成薄糨糊状，用纱布制成灸用衬布，晒干备用。灸治时，将艾条燃旺，对准经穴，中隔衬布压灸 3 ～ 7 次，灸治时防止烫伤。

第十三章　乙型肝炎的饮食疗法

什么是食疗

　　饮食疗法是在中医学理论或现代食品营养学理论的指导下，通过选择食用某些食品来达到治病或养生保健的目的。民以食为天，粮油米面、瓜果蔬菜、油盐酱醋茶，我们每天都要与之打交道。一般来说食疗包括两个主要方法，一是利用食物本身的特性，或直接生食或经过一定的调制烹饪，充分发挥其医疗作用；二是配入适当的中草药，经过特定烹调工艺加工制作成食品，虽然用药，但通过技术处理而赋予食物的形式，也即我们平常所谓的"药膳"。"药膳"包括药食、药菜、药粥、药酒、药茶等。从严格意义上讲，药膳属于药物剂型之一，经过传统饮食烹调技术和现代加工技术而成为防病疗疾、养生康复和益寿延年的好方法。随着时代的发展和人们生活质量的提高，食疗正在逐渐走向千家万户。

小知示

防止不良生活方式侵害肝脏

○不熬夜。

○不饮酒。

○空调低温环境勿久待。

○保证饮食清洁卫生。

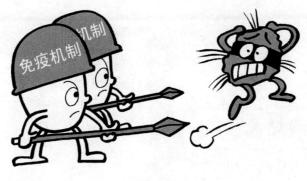

图 13-1

一、中医学对食物的认识

根据中医学的理论，每一种食物均有其"四气"、"五味"，食用后均可作用于相关脏腑，产生一定保健治疗作用。

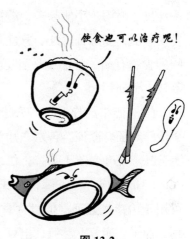

图 13-2

1.四气　即寒、热、温、凉四种性质。食物的寒热属性是从食物作用于机体所发生的反应中概括出来的。一般而言，有清热泻火、解毒和平肝安神等作用，或能抑制、损害人体阳气（如脾胃的阳气、心肾的阳气）的食物，其性质是寒凉的，如西瓜、苦瓜、萝卜、梨子、紫菜、蚌、蛤等。反之，有温中散寒、助阳补火和益气等作用，或能助热燥火、损耗人体阴液（如胃阴、肝阴、肺阴）的食物是温热的，如姜、葱、韭、蒜、辣椒、羊肉等。食物中过于寒凉或温热的较少。一些食物寒热性质很不明显，可称为平性。

2.五味　即酸、苦、甘、辛、咸五种不同的味道。它既是中药学的提纲理论，也是解释、归纳食物效用和食疗方选用的重要依据。汉代"医圣"张仲景曾经说过，所食之味，有与病相宜者，有于身为害者，若得宜则益体，害则成疾。可见，食物的味直接影响到机体的健康，应引起我们的重视。

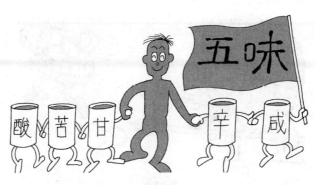

图 13-3

（1）酸味：酸入肝，酸涩之味的食物有收敛、固涩的作用，可用于治疗虚汗出、泄泻、小便频多、滑精、咳嗽经久不止及各种出血病证。但酸味固涩容易敛邪，如感冒出汗、急性肠炎泄泻、咳嗽初起，均当慎食。常用的属于酸味的食物有醋、番茄、马齿苋、橘子、橄榄、杏、枇杷、山楂、石榴、乌梅、荔枝、葡萄等。

（2）苦味：苦入心，苦味食物有清热、泻火、燥湿、解毒的作用，可用于治疗热证、湿证。苦寒亦败胃，脾胃虚弱者宜慎用。常用的属于苦味的食物有苦瓜、茶叶、苦丁茶、杏仁、白果、桃仁等。

（3）甘味：甘入脾，甘味食物有补益、和中、缓和拘急、止痛的作用，可用于治疗气虚证。但过食甘味亦可令人生中满。食物中属甘的较多，如莲藕、茄子、胡萝卜、笋、土豆、芹菜、菠菜、荠菜、黄花菜、南瓜、芋头、白菜、栗子、甜杏仁、南瓜、葡萄、大枣、饴糖、小麦等，各种豆类、谷类、鱼类、肉类等都属甘味食品。

（4）辛味：辛入肺，辛味食物有发散、行气、行血等作用，可用于治疗感冒表证及寒凝疼痛病证。同时辛味食物大多发散，易伤津液，食用时要防止过量。

（5）咸味：咸入肾，俗话说："走遍江湖田好，尝遍五味盐好。"咸是百味之首。咸味食物有软坚、散结、泻下、补益阴血的作用。常用的咸味食物有盐、紫菜、海带、海蜇、海参等。

食疗相对药疗来说，取材、制作方便且美味可口，故被人们广泛应用。从中医学理论与实践来看，几乎所有的食物均可祛病疗疾。食疗的形式不拘一格，可制作成汤、饮、粥、饭、面、饼、膏、酒、羹及各种可口的菜肴，即使配用了苦药，经巧妙烹制，也可变得可口味美，尤为小儿所乐于接受。

二、食疗的使用原则

1. 因人制宜

（1）根据年龄：不同的年龄有不同的生理特征，食疗应根据年龄特征配制膳食。儿童生长快速，代谢旺盛，但稚阴稚阳，易伤食罹虫，故食疗应健脾消食，选食山药粥、蜜饯山楂等，慎食温热峻补食物。老年人脏腑机能减退，气血既衰，宜食温热熟食物、易消化而性温滋补之品，忌食黏硬生冷食物。

（2）根据性别：男女生理各有特点，尤其女性有经带胎产，屡伤于血，故常血偏不足而气偏有余，平时应食以补血为主的膳食。经期、孕期宜多食养血补肾食物，产后应考虑气血亏虚及乳汁不足等，宜选食益气血、通乳汁的食物如归参炖母鸡、炖猪蹄等。

（3）根据体质：体质偏寒的人宜食温热性食物，如姜、葱、蒜、桂圆肉、羊肉等，少食生冷偏寒食物；体质偏热的人宜食寒凉性食物，如绿豆、西瓜、芹菜、梨等，少食辛燥温热食物。体胖之人多痰湿，宜吃清淡化痰的食物，为能饱腹，可多吃些纤维素较多的蔬菜，如芹菜、韭菜、笋子等。体瘦的人多火，宜吃滋阴生津的食物，若脾胃功能欠佳者，可常吃山药莲子粥等。健康之人阴平阳秘，气血调和，饮食起居正常。男子多宜滋补肝肾，女子常宜调补气血。

> 养生妙语
> ○多吃不如细嚼。
> ○饥不饱食，渴不狂饮。
> ○饭前喝汤，苗条健康。

（4）根据病情：病情有寒、热、虚、实的不同，根据不同的情况，选择相应的食物，寒者热之，热者寒之，虚者补之，实者泻之。如寒凉疾病可服姜、酒、羊肉、狗肉等以温热之；燥热疾病可吃荸荠、生梨、生藕、香蕉、芹菜、西瓜等以清凉之；实性不通性疾病可服麦芽、山楂、鸡内金、陈皮等以通泻之；气血虚衰性疾病可服当归、人参等以补益之。

2.因时制宜　天人相应，"四时阴阳者，万物之根本也"，四时气候的变化，对人体的生理功能、病理变化均产生一定的影响，故食疗应注意气候特点。中医学中有"春夏养阳，秋冬养阴"之养生原则。

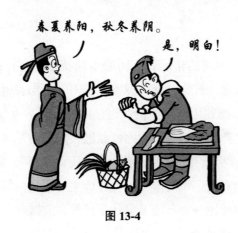

图 13-4

3.因地制宜　俗话说："一方水土养一方人。"地域不同，人的生理活动、饮食特点和病变特点也不尽相同，所以食疗应根据不同的地域配制膳食。如东南沿海地区，气候温暖潮湿，居民易感湿热，宜食清淡除湿的食物；西北高原地区，气候寒冷干燥，居民易受寒伤燥，宜食温阳散寒或生津润燥的食物。

三、日常常用饮食性味功效简介

（1）主食类

大米：甘，平，健身养胃，止渴，除烦。

糯米：又名江米、元米。甘，微温，暖脾胃，补中益气，缩小便。

小麦：甘，凉，养心除烦，利尿止渴。

玉米：又名玉蜀黍、包谷、苞米。甘，平，调中和胃，降浊利尿。

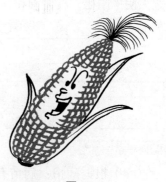

图 13-5

（2）豆类及油类

花生：又名花生、长生果、落地生。甘，平，润肺止咳，和胃，利尿，止血，催乳。

花生油：甘，平，滑肠下积。

黄豆：又名黄大豆。甘，平，健脾益气，补养气血。

麻油：又称胡麻油、芝麻油、香油。甘，凉，润燥滑利，通便，解毒生肌。

豌豆：又名青豆、雪豆、荷兰豆。甘，平，益气和中，解疮毒，利小便。

赤豆：又名红饭豆、赤小豆、米赤豆。甘、酸，平，除热毒，散恶血，消胀满，利小便，通乳。

蚕豆：又名胡豆。甘，平，健脾胃，和脏腑，止血，解毒。

绿豆：甘，凉，清热解毒，除烦，消暑，生津止渴，利水消肿。

（3）蔬菜类

葱：又名香葱、青葱、胡葱、蒜葱。辛，温，发表解肌，利肺通阳，温暖脾胃。

生姜：辛，微温，发汗解表，温中止呕，健胃进食，解毒祛痰。

大蒜：又名胡蒜、蒜头、独蒜、大蒜头。辛，温，抗菌，消炎，解毒，健胃，温阳散寒，活血散痈。

辣椒：辛，热，温中散寒，开胃除湿。

白菜：甘，凉，清热除烦，解渴利尿，通利肠胃。

萝卜：辛、甘，凉，消食顺气，醒酒化痰，润肺止渴，解毒，散瘀，利尿。

芹菜：甘，凉，平肝清热，祛风利湿。

菠菜：甘，凉，敛阴润燥，调中养血。

韭菜：辛，温，温中下气，行血除湿，补肾壮阳。

冬瓜：味甘、淡，性凉，清热解毒，养胃生津，止渴利尿，减肥健美。

莲藕：甘、涩，寒，生者清热生津，凉血散瘀止血，熟者健脾开胃，补血止泻固精。

（4）肉类

猪肉：甘、咸，平，补益气血，养阴润燥。

牛肉：甘，平，补脾胃，养五脏，益气血，强筋骨，利水湿。

羊肉：甘，温，温中补虚，益气开胃，强身健体。

鸡肉：甘，温，补气血，养五脏，强筋骨，润肌肤，填精髓。

鸭肉：甘，微寒，滋阴补虚，养血健身。

（5）水产类

鲫鱼：又名鲋鱼、脊鱼。甘，平，补益气血，除湿利水。

青鱼：甘，平，益气力，滋阴平肝，逐水除湿。

鲤鱼：甘，平，利水消肿，下气通乳。

虾：甘、咸，温，补肾壮阳，强腰膝，下乳汁，益气血，开胃化痰。

蟹：又名毛蟹、河蟹、螃蟹。咸，寒，清热解毒，舒筋活络，益气养血。

电话坏了

　　某科长在办公室里，跷着二郎腿，抽着烟。忽然进来一个人，为了表示自己没闲着，他马上拿起电话筒，大声说："同志啊，我没有空，这点小事，你们独自思考自行解决吧。如果实在不能解决再来找我！"他放下话筒问来人："有什么事？"来人彬彬有礼地说："我是电信局的维修工，据报告，这部电话机已坏了两天了。"

（6）水果类

木瓜：味甘、酸，性温，平肝和胃，舒筋去湿，消水肿，除胀满，强筋骨。被世界卫生组织评为健康食品中的头号水果。

西瓜：甘，凉，生津止渴，清热祛暑。

草莓：甘，平，生津止渴，止腹泻，健脾润肺。

猕猴桃：味甘、酸，性寒，解热止渴，利尿通便。有"百果之王"之称。

橘：味甘、酸，性凉，入肺、肝、胃经，疏肝理气，开胃润肺，生津润燥，止渴，止呕，除烦，解酒。

梨：味甘、微酸，性凉，生津止渴，清热化痰，止咳，除烦，通便。

苹果：味甘、微酸，性凉，生津清热、健脾开胃，助消化。

枣：甘，平，温，补中益气，养血安神。

杏：甘、酸，平，生津润肺，理气止咳，健脾开胃。

桃：味甘、酸，性温，生津除热，活血消积，养肝润肠。

柿子：味甘、涩，性寒，清热止渴，润心肺，开胃消痰，涩肠止血。

樱桃：味甘、辛，性平，补中健脾，除热止泻。《别录》云："令人好颜色，美志。"

荔枝：味甘、酸，性温，补气血、填精髓、止烦渴、益颜色。

乙型肝炎的饮食禁忌

各种食物的属性有寒热的差别，气味有厚薄的不同，必须因人因病而有所选择，乙型肝炎病人大多肝脾同病，脾胃吸收和消化功能较弱，气血生化之源匮乏，如果加上饮食不当，五脏元真之气日渐亏虚，湿热疫毒更可乘虚而入。所以在治疗期间，调摄饮食，注意饮食禁忌，是非常重要的。

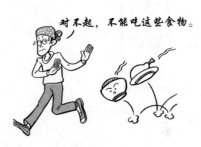

对不起，不能吃这些食物。

图 13-6

1.忌饮酒　各种酒类都含有或多或少的酒精，饮酒后，酒精能直接损害肝细胞的生理功能，使肝细胞变性、坏死；同时，酒精进入人体，90%以上要在肝脏代谢而生成有毒性的乙醛，乙醛有损害肝细胞的作用。肝炎患者的肝细胞本已受损，肝功能已不正常，特别是乙醇代谢所需的各种酶活性减低，分泌减少，解毒功能大大下降，即使少量饮酒，也会加重肝脏的负担，影响肝功能的恢复，导致肝细胞的坏死，致肝炎病情迅速恶化。即使肝炎已经痊愈，但肝功能也不一定能很快恢复到正常水平，长期过度饮酒，可使必需的营养物质摄入不足，身体抵抗力下降，更不利于机能的恢复。所以在治愈后的几年当中仍不宜饮酒。

> **小知识**
>
> ### 酒精可致三类肝病
>
> 酒精可以引起一系列病变。长期大量饮酒导致的中毒性肝损伤包括酒精性脂肪肝、酒精性肝炎与酒精性肝硬化，这三种酒精性肝病的发生和饮酒史长短、饮酒量多少及营养状况有关，可单独出现，但多混合存在。

急性肝炎如大量饮酒可致急性肝衰竭；慢性肝炎一次大量饮酒可引起慢性肝炎急性活动，诱发黄疸；乙肝表面抗原阳性者长期饮酒易致肝硬化，还可

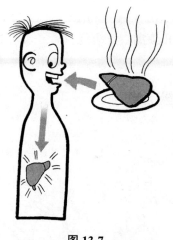

图 13-7

以促发肝癌。酒能助湿生热，伤脾胃，对肝炎病人有百害无一利，因此戒酒是对肝炎病人的最基本的要求。

2.不宜摄入过多脂肪　脂肪不宜过多，禁用动物油，可采用少量植物油。肝硬化病人的肝脏胆汁合成及分泌均减少，使脂肪的消化和吸收受到严重影响。进食过多脂肪后，过多的脂肪在肝脏内沉积，不仅会诱发脂肪肝，而且会阻止肝糖原的合成，使肝功能进一步减退。一般来说，每日以 40 ~ 50 克为宜。

3.忌过食肥甘厚味　一般来说，甘甜肥浓厚味，如甜食、肥肉等，易于助湿生痰，辛辣香燥之品，如辣椒、胡椒等，易于动火散气，对于病毒性肝炎湿热内蕴者多不相宜，所以说，对于油煎炸食品、过于油腻的食物、熏炙食物及强烈刺激性的调味品，病毒性肝炎患者应该谨慎食用。

4.忌暴饮暴食　"饮食自倍，肠胃乃伤"，对食物要有节制摄取。病毒性肝炎患者消化功能的基础薄弱，如果过量进食，摄入量超过身体需要量太多，在引起肥胖症的同时会发生脂肪肝，还可能增添高血压、冠心病等疾病，给乙型肝炎的康复带来不良影响。即使可口喜爱的高蛋白类饮食，也要求适时适量，自我调控食用。

5.不宜过多食用对肝脏有损害的食物　如扁豆、萝卜、蒜、洋葱、菠菜等，因为这类食物中含有醚类物质，这类物质对肝脏和胆囊会产生不良刺激。

6.食物不宜粗糙　病毒性肝炎患者应避免食用芹菜、韭菜、老白菜、黄豆芽等含粗糙纤维的食物，因肝炎后消化功能减弱，易造成消化不良。

> 小知识
> 　肝炎病人适宜的食物为"一青二白三红四黑"，即青菜，白豆腐及豆制品，西红柿或瘦肉或胡萝卜，黑木耳或黑芝麻或墨鱼等。

7.不宜高蛋白、高糖饮食　大量高蛋白、高糖饮食会增加肝脏、胃肠的负担；对于重症肝炎病人，如有肝功能衰竭则应限制蛋白质饮食；如出现早期肝性脑病症状，应忌食蛋白质食物，待病情好转后再逐步增加。当然也不宜进食太多，否则不但会使体重增加过多，还可能出现腹胀、不思饮食，甚至出现肝性脑病症状。因为蛋白质在体内代谢后会产生对人体有害的氨和其他含氮化合物，这些有害物都需经肝脏进行解毒，由于患者肝脏的解毒功能减弱，所以食用过量的蛋白食品会使病情加重。

8. 不宜偏食　五味贵和，不可偏盛，一日三餐，食物品种尽可能多样化，才能获得全面的营养。

知道了这些知识，肝病患者们在日常生活中引起注意，不要因为"嘴馋"引起本来可以避免的麻烦。

乙型肝炎的饮食选择

肝脏是人体中非常重要的器官之一，有"人体化工厂"之称，具有分泌、解毒和物质代谢等功能，在蛋白质、脂肪和碳水化合物（即糖）等营养素代谢中起重要的作用。古语云："民以食为天。"我们每天进食，通过消化，将食物中的碳水化合物、脂肪、蛋白质、维生素及矿物质吸收后经过肝脏加工、改造，供生命活动、新陈代谢需要，使得生命得以延续。

俗话说："药补不如食补。"采取正确的饮食措施，可以减轻肝脏的损害，提高机体免疫功能，有利于病变的修复。

乙型肝炎患者饮食营养疗法的目的是：促进肝代谢，改善肝营养，调整免疫功能，并解除某些症状。

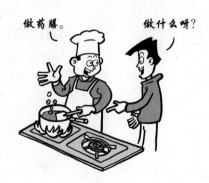

图 13-8

乙型肝炎患者饮食疗法的原则：

1. 保证充足的热量供给　一般成人每日摄入 8400 ~ 10500 千焦（2000 ~ 2500 千卡）的热量比较适宜，肥胖患者则应根据体重、有无发热及病情轻重作适当调整。过去提倡的肝炎的高热量疗法是不可取的，因为高热量虽能改善临床症状，但最终可致脂肪肝，反而会使病情恶化，故弊大于利。碳水化合物，一般可占总热量的 60% ~ 70%。过去采用的高糖饮食也要纠正，因为高糖饮食，尤其是过多的葡萄糖、果糖、蔗糖会影响病人食欲，加重胃肠胀气，使体内脂肪贮存增加，易致肥胖和脂肪肝。碳水化合物供给主要应通过主食。

2. 科学摄入蛋白质　蛋白质的主要作用是构成细胞，没有蛋白质，就没有生命。蛋白质的供给一般应占总热量的 15%。蛋白质分为动物蛋白质与植物蛋白。动物蛋白主要存在于一切动物的瘦肉、内脏以及蛋类和奶制品等。植物蛋白主要存在于花生、黄豆及其制品如豆腐、豆浆内。当动植物蛋白质每天各半搭配均衡提供时，可弥补各自的不足，明显增加蛋白质的利用率。适量的植物蛋白质能抑制动物性脂肪的吸收，减低对动脉硬化的影响，保证必需氨基酸的充分吸收利用。所以，动植物蛋白要搭配吃，不要挑食与偏食，如此才能获得均衡氨基酸供应。正常人每天需要约 70 克蛋白质，乙肝病人每日需要量可按每千克体重 1 克蛋白质的标准来计算。过量进食蛋白质，同样是不利的，因可增加肾脏和肝脏的负担，造成肥胖甚至脂肪肝。尤其是失代偿期肝硬化患者的饮食中蛋白质含量不宜过高，因为蛋白质易在肠道被细菌分解产生氨，而氨是导致肝性脑病的重要因素之一。

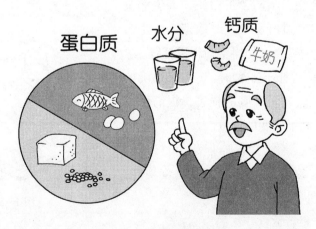

图 13-9

3. 补充丰富而全面的维生素　维生素类特别是维生素 C，在人体内可以结合细菌内毒素，增强白细胞的吞噬作用而提高机体的抗病能力，保护肝细胞，促进肝糖原的合成，促进肝细胞的修复与再生，还有利尿，促进胆红素的排泄，降低转氨酶，恢复肝功能等作用。病毒性肝炎时，维生素的吸收与代谢受到影响，故应给予含维生素丰富的食物。维生素C不能在体内贮存，故需每天不断补充。食物中富含维生素C的有新鲜蔬菜和水果，富含维生素A的有各种动物的肝脏、鱼肝油、奶、蛋及有色蔬菜，富含维生素B_1的有谷类、豆类、酵母、干果及动物内脏等，富含维生素B_2的主要是动物的心、肝、肾。

4.重要的纤维素必不可少　蔬菜中存在大量纤维素，也是每日营养素中不可缺少的。由于人体缺乏纤维素酶，纤维素在肠内不被消化，刺激肠壁蠕动和分泌黏液，促进排便。不爱吃蔬菜者，由于缺乏纤维素，很容易便秘。便秘增加肝脏负担，肝病（尤其肝硬化）时更应注意。无论中医、西医都很重视肝病避免便秘。治疗便秘的方法主要增加纤维素摄入，养成每天进食蔬菜和定时解大便的习惯。

5.合理进食脂肪　脂肪主要为体内器官起支撑、保护作用。进食脂肪可以刺激食欲，促进脂溶性维生素A、D、E、K等的吸收。急性期患者宜限制脂肪的摄入，以免加重肝脏负担而发生脂肪肝，使病情加重。但肝病恢复期则摄入脂肪不宜过少。因为摄入脂肪不足时机体会缺乏必需的脂肪酸，并且热量也太低；烹调用油太少时还会影响病人的食欲。若一个食欲较差、身体消瘦的乙肝患者，在某次进食中突然发现一片肥肉时即大发雷霆，惊呼不已，就未免太过分了。实际上，进食一点油，反而有好处。少量的油能促进食欲。一碗蛋炒饭肯定比一碗白饭容易为人们所接受。一般认为，每日摄入脂肪在60克以下较为适宜。慢性迁延性肝炎患者，出现体重日益增加，但临床症状及肝功能不见好转而疑有脂肪肝时，则应限制高脂肪及富含胆固醇的食物，否则对疾病康复不利。

小故事

救人救自己

在一场激烈的战斗中，上尉忽然发现一架敌机向阵地俯冲下来。照常理，发现敌机俯冲时要毫不犹豫地卧倒。可上尉并没有立刻卧倒，他发现离他四五米远处有一个小战士还站在那里。他顾不上多想，一个鱼跃飞身将小战士紧紧地压在了身下。此时一声巨响，飞溅起来的泥土纷纷落在他们的身上。上尉拍拍身上的尘土，回头一看，顿时惊呆了：刚才自己所处的那个位置被炸成了一个大坑。

6.少食多餐 病毒性肝炎病人的消化能力降低，每次进食不宜过量，以免加重肝脏负担。要少食多餐，尤其是在出现肝硬化腹水时，更要注意减少进食量，以免增加饱胀不适的感觉。每天可食 4 ~ 5 餐，既保证热量供给，又避免暴食加重肝脏负担。

7.供给充足的液体 适当多饮果汁、米汤、蜂蜜水、西瓜汁等，可加速毒物排泄，保持肝脏正常代谢。

8.饮食清淡 炒菜应清淡，少放油，少食生冷、刺激性食品，戒烟戒酒。

病毒性肝炎常用药膳

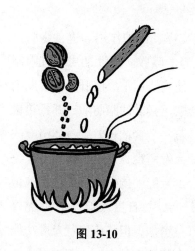

图 13-10

药膳疗法是在辨证论治、辨体施膳的理论指导下，将中药和食物合理搭配，用以防病治病的疗法。张锡纯在《医学衷中参西录》中说："病人服之，不但疗病，并可充饥。不但充饥，更可适口，用之对症，病自渐愈，即不对症，亦无他患。"可见，药膳食疗以中医理论为指导，坚持辨证施食，能够取得"养"和"疗"的双重效果。在中医学宝库中，有许多治疗病毒性肝炎的药膳，我们分型作介绍。

一、急性病毒性肝炎

1.湿热黄疸型

（1）金钱草茵陈粥

组方：金钱草 30 克，茵陈 15 克，粳米 100 克，白糖适量。

功效：清热化湿，利胆退黄。适用于黄疸型急性肝炎，症见全身乏力，上腹不适，黄疸者。

制法：两药分别洗净，加水 1200 毫升，煎半小时，去渣留汁于砂锅中，再将粳米淘净放入，小火慢熬成粥，下白糖，调匀。

服法：分2次早晚乘温空腹服，连服5～7天。

（2）生姜泥鳅炖豆腐

组方：泥鳅500克，豆腐250克，生姜片10克，精盐、黄酒、麻油各适量。

功效：清热利湿，利胆退黄。主治湿热蕴结、热重于湿型急性黄疸型肝炎。

制法：将泥鳅放进竹箩里盖好，用热水烫死，用冷水洗去黏液，去鳃及内脏，洗净后切成5厘米长的段，与洗净切成小方块的豆腐及生姜片一同入锅，加适量水，用大火煮沸，加少许精盐、黄酒调味，移至小火上炖约30分钟，待泥鳅熟烂时淋上麻油即成。

服法：吃泥鳅和豆腐，喝汤。分次服之。

（3）金钱草玉米须蜜饮

组方：金钱草50克，玉米须100克，蜂蜜30克。

功效：清热利湿，利胆退黄。主治湿热蕴结、热重于湿型急性黄疸型肝炎。

制法：金钱草、玉米须洗净，入锅，加适量水，煎煮30分钟，去渣取汁，待药汁转温后调入蜂蜜即成。

服法：上下午分服。

（4）茵陈丹参汤

组方：茵陈60克，丹参60克，红糖适量。

功效：清热利湿，利胆退黄。

制法：将前两味药加水浸泡40分钟后，再煎煮（加水总量为800毫升）约半小时，去渣，出汁约400毫升，加入红糖即可。

服法：首次服200毫升，第二、三次各服100毫升，间隔4小时。

2.肝胃不和型

（1）燕麦白果粥

组方：燕麦粉30克，荞麦粉50克，白果仁15枚，白糖适量。

功效：补虚益肝，健胃宽肠。适用于迁延性慢性肝炎，症见两胁胀痛，胸闷，腹胀，体倦乏力，心烦失眠者。

制法：白果仁去膜及胚芽，洗净，加水 400 毫升，大火烧开煮熟，下燕麦粉、荞麦粉和白糖，调匀，共煮成粥。

服法：每日清晨空腹服，连服 5 天。

（2）双金猪肝粥

组方：金针菇 100 克，金针菜 50 克，猪肝 100 克，粳米 100 克，姜丝、麻油、精盐、味精各适量。

功效：平肝益胃，清热养血。适用于无黄疸型急性肝炎，症见体倦乏力，厌食油腻，胁肋胀满者。

制法：金针菇、金针菜分别洗净去梗；猪肝洗净，切薄片。粳米淘净，加水 1000 毫升，大火烧开后，转小火慢熬至粥将成时，加入金针菇、金针菜、猪肝片和姜丝，直至菜熟粥成，下精盐、味精，淋麻油，调匀。

服法：分 2 次早晚乘温空腹服，连服 5 ~ 7 天。

（3）香附陈皮茯苓茶

组方：炒香附 10 克，陈皮 10 克，茯苓 30 克，山楂 20 克，红糖 20 克。

功效：疏肝理气，健脾除湿。

制法：陈皮、茯苓洗净后，晒干或烘干，切碎，研成细末，备用。炒香附、山楂洗净，切成片，放入纱布袋中，扎口，放入砂锅，加水浸泡片刻，先用大火煮沸。调入陈皮、茯苓粉末，搅和均匀，改用小火煨煮 30 分钟，取出药袋，调入红糖，小火煨煮至沸即成。

服法：代茶，频频饮用。

3. 肝郁气滞型

（1）猪脾阳桃粥

组方：猪脾 1 具，阳桃 100 克，粳米 100 克，姜丝、麻油、精盐、味精各适量。

功效：健脾消痞。适用于病毒性肝炎肝硬化，症见肝脾肿大者。

制法：粳米淘净，加水 1000 毫升，大火烧开后，再将猪脾、阳桃分别洗净切碎放入，转用小火慢熬成粥，下姜丝、精盐、味精，淋麻油，调匀。

服法：分 2 次早晚乘温空腹服。

（2）黄豆丹参粥

组方：黄豆 50 克，丹参 20 克，粳米 100 克，红糖适量。

功效：活血消肿，健脾和胃。适用于肝气郁滞型肝硬化，症见肝脾肿大，两胁胀痛，食欲减退，面色萎黄者。

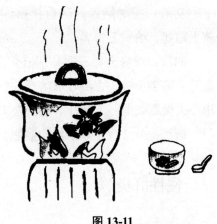

制法：黄豆、粳米分别淘净，丹参用纱布包好，同放于砂锅中，加水1200毫升，大火烧开后，转用小火慢熬成粥，取出药纱包，下红糖，熬化。

服法：分2次早晚乘温空腹服。每周服2～3剂。

图 13-11

小知识

以肝养肝对吗？

这种说法有一定道理，因为动物肝脏蛋白质含量很高，而且含有的是人体所需要的蛋白质。补肝不仅能补充营养，对肝病也有一定的治疗作用，可以治疗病毒性肝炎、肝郁胁痛、贫血、水肿等多种病证。但当肝功能严重受损时，过多的动物蛋白以及脂肪也会加重肝脏的负担，对疾病恢复不利。

4. 气滞血瘀型

（1）玫瑰郁金粥

组方：玫瑰花、郁金各15克，白芍10克，菊花5克，莲肉20克，粳米100克，冰糖适量。

功效：疏肝解郁，活血化瘀。适用于慢性迁延性肝炎，症见胁肋胀痛，烦躁不宁，失眠多梦者。

制法：各药分别洗净，水煎两次，每次用水300毫升，煎20分钟，两次药液混合，去渣收取浓汁。莲肉洗净、沥干。粳米淘净，加水1000毫升，大火烧开后，加入莲肉，转用小火慢熬成粥，下药汁和冰糖，至冰糖熬化。

服法：分2次早晚乘温空腹服，每周服2～3剂。

（2）四君郁金粥

组方：党参、茯苓各15克，白术、鸡内金、三七、当归各10克，郁金、泽兰各5克，粳米100克，红糖适量。

功效：益气健脾，活血化瘀。适用于脾胃虚弱型肝炎，症见脘腹胀满，胁下隐痛，纳呆乏力者。

制法：鸡内金、三七分别焙干，研成细末。其余各药分别洗净，加水300毫升，煎半小时，去渣收取浓汁。粳米淘净，加水800毫升，大火烧开后，转用小火慢熬成粥，下药汁、鸡内金末、三七末和红糖，至红糖熬化。

服法：分2次早晚乘温空腹服。

二、慢性肝炎

1. 脾虚湿困型

组方：茯苓、山药适量。

功效：健脾利湿。

制法：将山药、茯苓共研细粉，水调成糊状，上锅摊成煎饼，也可将此饼蒸熟后服。

服法：随时可服。

2. 肝肾阴虚型

（1）枸杞丹楂粥

组方：枸杞子20克，丹参15克，山楂20克，粳米100克，冰糖适量。

功效：补肝益肾，活血化瘀。适用于肝炎恢复期、慢性迁延性肝炎，症见体虚乏力者。

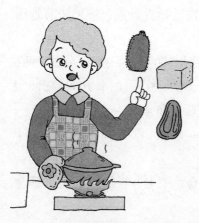

图13-12

制法：各药分别洗净，水煎两次，每次用水600毫升，煎20分钟，两次药液混合，去渣留汁于砂锅中，再将粳米淘净放入，小火慢熬成粥，下冰糖，熬化。

服法：分2次早晚乘温空腹服，每周服2～3剂。

（2）海参枸杞粥

组方：水发海参100克，枸杞子、党参各10克，鸡脯肉150克，粳米100克，姜丝、麻油、精盐、味精各适量。

功效：补肾益精，养血益肝。适用于贫血、慢性迁延性慢性肝炎、肺结核及癌症病人的辅助治疗。

制法：海参洗净切丝；枸杞子、党参分别洗净沥干；鸡脯肉洗净切成小丁。粳米淘净，加水1000毫升，大火烧开后，加入海参、枸杞子、党参、鸡脯肉和姜丝，转用小火慢熬成粥，下精盐、味精，淋麻油，调匀。

服法：分2次早晚乘温空腹服，每周服2～3剂。

> **小知识**
>
> **慢性肝炎饮食疗法的原则**
>
> 1. 高蛋白质、高热量。
> 2. 低盐、高维生素。

（3）枸杞麦冬炒蛋丁

组方：鸡蛋4个，枸杞子10克，花生米30克，猪瘦肉50克，麦冬10克，精盐、淀粉、味精各适量。

功效：滋补肝肾，强身明目。适用于慢性肝炎、早期肝硬化等。

制法：枸杞洗净，在沸水中略余一下；麦冬洗净，于水中煮熟，剁成碎末；花生米炒脆；猪瘦肉切成丁；鸡蛋打在碗中，加盐打匀，隔水蒸熟，冷却后切成粒状备用。将锅置旺火上加花生油，把猪肉丁炒熟，再倒进蛋粒、枸杞子、麦冬碎末，炒匀，加精盐，淀粉勾芡，加味精调味，盛入盘中，撒上脆花生米即可。

服法：佐餐食用，每日2次。

（4）枸杞当归煲鹌鹑蛋

组方：枸杞子30克，当归30克，鹌鹑蛋10个。

功效：滋补肝肾。适用于病毒性肝炎肝肾不足者。

制法：将当归洗净，切片，与拣净的枸杞子、鹌鹑蛋同入砂锅，加水适量，煨煮30分钟，取出鹌鹑蛋，去壳后再回入锅中，小火同煨煲10分钟即成。

服法：早晚2次分服，当日吃完。

（5）山龙银薏粥

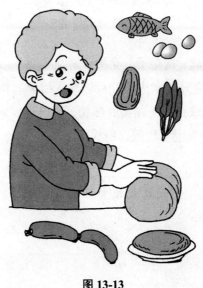

图 13-13

组方：山药、龙眼肉各 30 克，银耳 15 克，薏苡仁 100 克，大枣 10 枚，冰糖、蜂蜜各适量。

功效：补肝益肾。适用于慢性迁延性慢性肝炎，脾虚食少，症见神疲乏力，头晕耳鸣，失眠多梦者。

制法：银耳用温水润软，去蒂撕碎；大枣去核；山药、龙眼肉、薏苡仁分别洗净。将前料同放于砂锅中，大火烧开后，转用小火慢熬成粥，下冰糖、蜂蜜，至冰糖熬化。

服法：分 2 次乘温空腹服，早晚各服 1 次。

（6）首乌枸杞肝片

组方：制何首乌 20 克，枸杞子 20 克，猪肝 100 克。

功效：滋补肝肾。适用于病毒性肝炎肝肾不足者。

制法：先将制何首乌、枸杞子洗净，放入砂锅，加水浸泡片刻，浓煎两次，合并两次煎液，再倒入砂锅，小火浓缩成 50 毫升。以水发木耳、嫩青菜、葱花、蒜片，加适量料酒、酱油、姜末、精盐、味精、香醋、水淀粉，将猪肝（切片）熘炒熟，加入药汁即成。

服法：佐餐当菜，随意服食，当日吃完。

3. 脾肾阳虚型

组方：当归 18 克，生姜 30 克，羊肉 300 克。

功效：温中补血，散寒止痛。

制法：水煮取汤。

服法：分 2 次早晚乘温空腹服，每周服 2 ~ 3 剂。

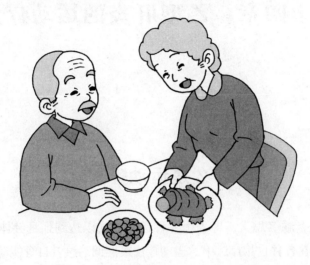

图 13-14

三、重型肝炎

组方：鳖 1 只（约 500 克），生山楂 30 克。

功效：行气活血，养肝消癥。

制法：将鳖宰杀，去鳖头、肠杂，不去甲，加生山楂，共煮至肉烂熟。

服法：去山楂，食肉饮汤。分 2 次早晚乘温空腹服，每周服 2 ~ 3 剂。

第十四章　乙型肝炎的运动疗法

什么是运动疗法

运动疗法，顾名思义，即采用各种运动方式以达到强身健体或治疗疾病目的的方法。在各种自然疗法中，运动疗法最能调动患者自身能动性，锻炼精神与意志，积极乐观地与疾病作斗争，往往在不经意的运动中，疾病便悄然遁形。既健身又练心的运动疗法，在生活节奏日趋加快、竞争日趋激烈的今天，受到越来越多现代人的青睐。

一、运动疗法的起源与发展

运动源于生活。远古时期，人类为了生存，不得不攀山崖采野果，下溪流捕鱼虾，每天出入沼泽平原，穿梭崇山峻岭，获取食物，猎获禽兽。在这些日常生活中，人们逐渐形成并增强了走、跑、跳、游、投掷等动作技能，随着社会的发展、文化的需要，逐步演变为运动的雏形。世界上许多民族在原始时代都创造了自己的生活体育。奥林匹克运动会就是在祭神的活动中产生的。摩尔根在《古代社会》一书中提到，处于原始生活模式下的易洛魁人，在没有任何外来输入的条件下也有球类游戏。据史料记载，我国尧时期就有一种击壤的游戏运动。

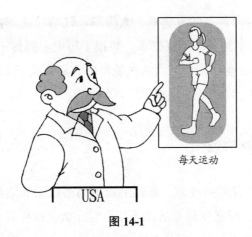

每天运动

图 14-1

　　在春秋战国时期，我国古代劳动人民就已经将运动作为健身、防病的重要手段。西周时期产生发展了一些休闲运动如划船、打猎、钓鱼等。《吕氏春秋》认为："流水不腐，户枢不蠹，动也。形气亦然，形不动则精不流，精不流则气郁。"明确提出运动疗法的理论，并记载"昔陶唐氏之始，阴多滞伏而湛积……筋骨瑟缩不达，故作为舞以宣导之。"这是运用运动治病的最早事例。

　　在西汉时期的帛画"导引图"上描绘有不同性别和年龄的人做下蹲、收腹、踢腿、弯腰、深呼吸等四十余种健身动作，真实地反映了两千二百年前我国汉代人民锻炼身体和防治疾病的生动情景，给人们提供了有关导引疗法极为重要的实物资料。三国时期的名医华佗认为："动摇则谷气得消，血脉流通，病不得生"，创编了"五禽戏"，模仿虎、鹿、熊、猿、鸟五种动物的动作做体操，"年逾九十而犹有壮容"，其弟子吴普按照"五禽戏"天天锻炼，活到九十多岁，还耳聪目明、牙齿完好。唐代年过百岁的名医孙思邈，曾提出"人若劳于形，百病不能成"的观点，他本人经常坚持走步运动，认为："四

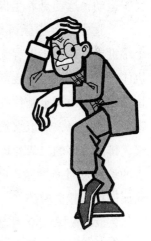

图 14-2

时气候和畅之日，量其时节寒温，出门行三里、二里及三百、二百步为佳。"隋唐以后，由导引衍化派生出许多名目繁多的各种保健运动术式，其中有八段锦、十二段锦、易筋经、太极拳以及气功等。

新中国成立后，古老的五禽戏、太极拳、气功疗法等都得到了蓬勃的发展。在国家体委的主持下，不仅继承、整理了历史上流传下来的各种五禽戏、太极拳拳路，同时，为了适应广大人民的需要，又编成了一套"简化太极拳"，从而使这项古老的运动锻炼方法得到广泛的普及。

二、运动的生理功效

动物界有一个有趣的现象，那就是野生动物比家养动物寿命长。例如野兔平均可活 15 年，而家兔只能活四五年。为什么会这样呢？除了生活空间相对广阔外，动物学家认为，野生动物为了寻食、自卫、避敌、摆脱恶劣气候的侵害，经常要东奔西跑，身体得到了很好的锻炼。这样一代一代传下去，体质变得越来越好，寿命自然比家养动物长。家养动物活动空间狭小且无食物之忧，种群会逐渐退化。那么人呢？道理其实是一样的。调查表明，坚持从事适量运动的人，比不参加运动或偶尔运动的人死亡率低 1.5 倍，其心脑血管病、糖尿病、癌症、老年性痴呆的发病率明显减少，其寿命可延长 4 ~ 6 年。生命在于运动，运动是养生保健的根本。那么运动对人体会产生哪些影响呢？

1. 运动可促进新陈代谢　新陈代谢是生命存在的特征。人体本身就是一个小世界，这个小世界无时无刻不在产生垃圾，也无时无刻不在清理垃圾。当机体出现病变或机体逐渐衰老，机体各脏器的功能出现异常，产生垃圾与清理垃圾之间的协调平衡往往会被打破，体内的代谢废物不能被及时清除，由此会带来新的病患，形成恶性循环。运动可使呼吸加快，心跳加快，吸入更多的氧气，排出更多的二氧化碳，可扩张毛细血管，加快血液循环，促使机体代谢产生的垃圾及时通过循环呼吸系统排出体外，给机体内部一个清新平衡的环境，从而使机体趋向健康。

2. 运动对身体各系统的影响　运动可以提高心血管机能，扩张冠状动脉，使心脏的血液供应得到改善，还可降低血脂，从而防治动脉硬化，使全身血管弹性增加；运动能改善人体呼吸机能，提高肺活量，经常运动锻炼，又可增强机体的抵御外邪功能，适应气候变化，从而有助于预防呼吸道疾病；运动可促进消化，增强脾胃功能；新陈代谢产生的废物大多通过肾脏排泄，因而运动可通过增进新陈代谢而增进肾脏的排泄功能；反复的肌肉运动能提高大脑皮质兴奋与抑制的协调性，从而可改善神经系统的调节能力。

> 运动好比灵芝草，何必苦把仙方找。

3. 运动可带来美好的心情　运动能够愉悦身心，实践中我们都会有体会。什么道理呢？中医学认为形和神是统一的，体内的代谢废物增多时，人的"神"往往也会疲惫不堪，心情会郁闷，这时候如果跑跑步，打打球，运动一下，促进新陈代谢，使体内废物及时排出体外，郁闷的心情就会一扫而光，代之以轻松和愉快。国外有谚语说："运动是世界上最好的安定剂。"近年来神经心理学家通过实验证明，肌肉紧张与人的情绪状态有密切关系。不愉快的情绪通常和骨骼肌肉及内脏肌肉绷紧的现象同时产生，而运动能使肌肉在一张一弛的条件下逐渐放松，有利于解除肌肉的紧张状态，从而减少不良情绪的发生。

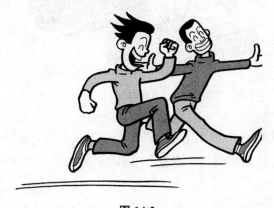

图 14-3

三、运动疗法的原则

1. 适度原则　任何事情都要讲究一个"度"，运动更是如此。适度的运动有益人体健康，而超过了这个度，则是过犹不及，竞技体育中许多猝死案例足以说明这一点。现实生活中也有人很心急，总想一口吃个胖子，结果适得其反。那么如何掌握这个度呢？在实际运动中，可通过控制运动时间和运动强度来掌握。一般运动时间可限定在半小时到 1 小时内，或根据个人的具体情况来定。运动的强度可从以下两种方法来自行测定和控制。

（1）自觉用力评分法：凡是运动，随着活动强度的加大，人的感觉会从"很轻松"和"比较轻松"到"有点累"和"比较累"，进而达到"很累"。运动中感到"有点累"的强度实际上已经达到了有氧运动强度的要求。这在科学上称为自觉用力评分法，也是人人可以掌握的一种锻炼方法。

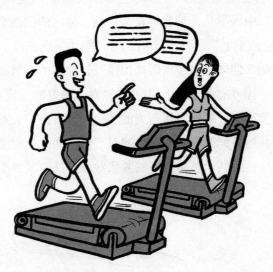

图 14-4

（2）谈话试验法：在运动时你如果上气不接下气，说明你的运动强度过大。你在运动时必须感到"有点累"，同时，又能够和身旁的同伴讲几句话，说明运动强度适宜。

2.因人而异原则　运动疗法具体到每个人也是因人而异的。每个人的性别、年龄、职业、胖瘦、高矮、病情等等都是不同的，因而要根据个体情况选择适宜的运动疗法。相对来说，年轻的、身体较壮的、病情较轻的可选择运动量大的锻炼项目，如长跑、球类等；年老的、身体较虚弱的、病情较重的宜选择动作缓慢柔和、肌肉协调放松、全身能得到活动的运动，像步行、太极拳、慢跑等。每个人工作性质不同，所选择的运动项目亦应有别，如售货员、理发员、厨师要长时间站立，易发生下肢静脉曲张，在运动时不要多跑多跳，应仰卧抬腿；经常伏案工作者，要选择一些扩胸、伸腰、仰头、远望的运动项目。总之，因人而异是运动疗法的基本原则之一。

3.因时而异原则 许多运动只要方便是随时可以进行的。但运动时间不同，往往对身体产生的影响也不尽相同。一个健康的成年人每分钟呼吸16～20次，一天吸入空气约十多立方米。而运动时，由于代谢的需要，吸入的空气往往是正常状态下的2～3倍。所以锻炼时环境与时间的选择显得尤为重要。为使运动达到最佳效果，有必要研究一下最佳的运动时间，尤其是户外运动。通常居住在城市里的人们认为早晨的空气经过一夜的沉淀而洁净清新，故在这时运动对人体最好，其实不然。气象专家告诉我们，在一般情况下空气污染每天有两个高峰期，一个为日出前，一个为傍晚。特别是冬季，由于冷高压的影响污染更为严重，有害气体要高出正常情况下的2～3倍。在冬季，清晨寒冷的空气对刚从温暖的家中走出来的老年人尤为不利，冷空气的突然刺激会使人体血管急剧收缩，从而易于导致各种心脑血管疾病的急性发作，危及生命。故早晨运动并不是明智的选择。研究表明，每天8～12时和14～17时，是肌肉收缩速度、力量及耐力等人体机能处于最佳状态的时间，人的感觉最灵敏，协调能力、体力的发挥和身体的适应能力最强，并且这时心率及血压最平稳，这时锻炼对身体健康更有利，因此最佳的运动时间最好选择在上午的8～12时和下午的14～17时这两个时间段。另外，还要根据各人具体的病情来选择具体的时间，如消化系统疾病要避开饭前时间，失眠选择黄昏前的时间运动等。

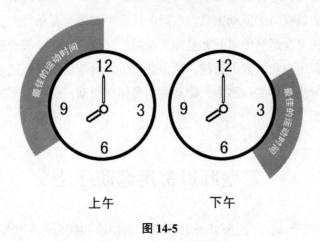

上午　　　　　下午

图 14-5

4.坚持原则 俗话说："病来如山倒，病去如抽丝。"疾病的发生是日久累积的结果，而疾病的痊愈亦非一时之功。故运动疗法不是一朝一夕的事情，贵在有恒心，坚持不懈。只有持之以恒，坚持不懈地进行科学的运动，才能收到养生健身的效果。所以说，运动疗法不仅是形体的锻炼，也是意志和毅力的锻炼。三天打鱼两天晒网是收不到预期效果的。

···**小常识**···

李光耀的健身之道

李光耀已年过古稀，但仍然头脑清楚、精神饱满、腿脚利落。每天雷打不动坚持长跑 20 分钟。除了跑步外，还经常游泳和骑自行车。如果是应邀去没有运动设施的国家开会，他的随身行李一定要带着可折叠的健身脚踏车，清晨或晚饭前进行运动。

5. 运动疗法要注意的细节问题　每天进行运动时，可以灵活掌握，不刻意固定时间，但一定要有恒心，坚持不懈；运动时要选择氧气充足、空气清新的地方；运动前一定要热身，活动活动一下四肢，逐渐进入运动状态；由于运动中出汗会大量损耗体内液体，从而使力量、速度、耐力及心脏的输出能力都有所减弱，故在运动前 1 ~ 2 小时、运动中及运动后都要饮用适当的净水，不要到口渴时才喝水；进行户外运动时，尤其要注意气候的变化，随身携带衣物及时增减，避免受凉感冒。另外，条件允许，可根据运动的项目来选择合适的背景音乐来陪伴你进行运动。美国马里兰州立大学的一项课题研究表明，音乐是运动过程中最有力的驱动工具。在运动过程中如果有音乐伴奏，会增加运动的频度，延长每次运动的时间并且加大练习的强度。此外，听音乐的同时还可体味运动过程中自我陶醉的乐趣，使你获得更好的运动效果。这是因为美妙的旋律会一直萦绕在你的脑海中，驱动你的身体在舞动，随着完美的节拍，达到最理想的效果。

乙型肝炎常用运动疗法

"生命在于运动。"乙型肝炎患者除了急性期和病毒性肝炎后肝硬化腹水患者需要卧床休息外，大多数都应当坚持适当的体育锻炼，这有助于促进血液循环，调节胃肠功能，恢复体力，从而达到强身治病的目的。

慢性病毒性肝炎的体育锻炼，需在医生的指导下，根据患者的体质，选择适当的锻炼方法，循序渐进，由易到难，由慢到快地逐渐过渡。

一、运动原则

慢性肝炎活动期，要以静为主，但不一定强调绝对卧床，此时患者可循序渐进地进行一些轻微活动。慢性迁延性肝炎患者，在治疗期间根据病情应适当地限制其活动，不应过分地强调卧床休息。适当的活动可以增强体力，活跃全身各器官的生理功能，愉悦心身，有利于康复。少数患者由于缺少活动，同时又盲目地增加营养，结果得了肥胖症、脂肪肝，反而不利疾病治疗。

运动量的大小以不感疲劳为度，每次运动以自觉稍微出汗为宜。运动后如果食欲好转，心身愉快，乏力减轻，肝功改善，则可在此基础上逐渐加大活动量或延长运动时间，但也要避免剧烈的体力活动。从事脑力劳动的人，也要注意不要过劳，同时保证充足的睡眠时间。

小知识

晨练注意事项

1. 不要起床太早，因为凌晨四五点钟是人体基础代谢最低水平时期，此时锻炼身体，不仅难以调动机体的积极因素，还易诱发疾病出现。

2. 不要起床后出去得太快，因为经过一夜睡眠休息后，由于呼吸、排尿和皮肤的蒸发，体内水分丢失很多，致使血容量不足，微循环淤滞。晨起饮水可解决。

二、项目选择

一般可以选择小劳术、太极拳、八段锦等传统的运动锻炼方式。

1. 小劳术　最初是中国宋代养生家薄虔贯创建的。他继承了汉代华佗"人体欲得劳动，但不当使极尔"的思想，设计了小劳术。"小劳"意指适当运动，所以重要的是不多不少，恰如其分，特别适合慢性乙肝患者在病情稳定时练习，以增加身体的抵抗能力，促进疾病的康复。

小劳术的基本内容和方法如下：

（1）屈伸手足：上下肢作和缓的屈伸动作。（图14-6）

（2）两臂挽弓：两臂分别向左右拉开，作扩胸运动，似挽弓状。（图14-7）

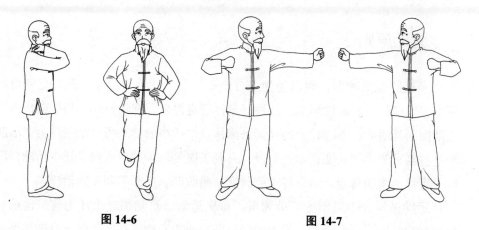

图14-6　　　　　　　　　　图14-7

（3）两手托石：两手由下而上托举。（图14-8）

（4）双拳筑空：手握拳，一紧一松，反复多次，或反复屈伸五指。（图14-9）

（5）手臂轻摆：两上肢轻轻摆动如甩手状。（图14-10）

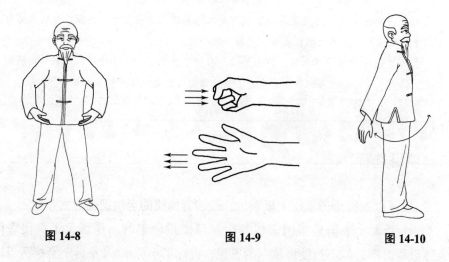

图14-8　　　　　　　　图14-9　　　　　　　　图14-10

（6）头项左右顾：转头向后，左顾右盼。（图14-11）

（7）腰胯左右转：两手叉腰，俯仰转动腰部。（图14-12）

（8）两手互擦：两手相互搓擦、揉捏、转摇，似洗手状。（图14-13）

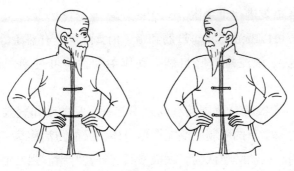

图 14-11

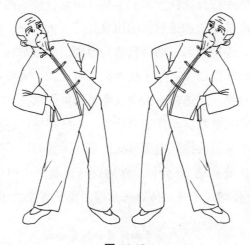

图 14-12

（9）掩目摩面：将两手掌搓热，轻掩于眼部，再揉摩额颞及面颊部。
（图 14-14）

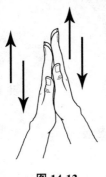

图 14-13

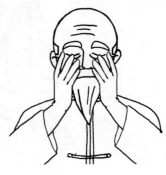

图 14-14

上述术式各重复进行十余次。

经常锻炼，可以畅通血脉、舒筋和络、消食除满，有益于健康。

锻炼的时候应该注意呼吸自然，动作柔和，不可过累，否则就违背了"小劳"的本意。

2. 太极拳　太极拳是我国特有的武术之一，它的动作轻柔，男女老幼皆宜，并不受时间和季节的限制。既能锻炼身体，又能防治疾病，对多种慢性病有辅助治疗作用。运动医学认为，太极拳具有补益肾精、强壮筋骨、抵御疾病的作用，经常坚持这项运动，能防止早衰，祛除疾病，延缓衰老，使人延年益寿。据报道，慢性病毒性肝炎恢复期和早期肝硬化代偿期的病人，配合太极拳的锻炼，能够改善肝功能，加速病体的康复。练习太极拳，应以思想集中，呼吸调匀，动作缓慢，连贯均匀，圆滑自然为原则。太极拳每一架势都有它的精义，必须悉心揣摩，仔细领会。举手投足，不可太拙，太拙则腰腿不随，全身易于强硬。要步随身换，进退需有折叠。姿势必须先求开展，后求紧凑，随时留意，招招用力，式式清楚。动作还要连贯，一气呵成。这样，日积月累，功到自然成。初学时可从目前推广的简易太极拳入手练习，一开始只学半套，每天上下午各练1次，每次约20分钟。然后逐渐进展到练习全套，时间也可增至30分钟，每个疗程约3个月。待熟练掌握后再学各家之所长。

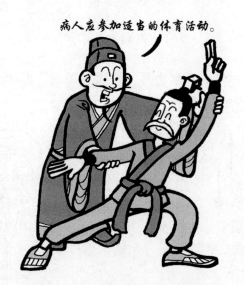

图 14-15

3. 八段锦　是我国古老的保健体操之一，共八节。姿势有立、屈、马步三式，主要是上肢、头颈、躯干的运动，易记易学，每节动作练 8～16 次。

4. 散步　散步指闲散、从容地行走，是最放松的运动。俗话说得好："饭后百步走，活到九十九。""没事常散步，不用进药铺。"散步是我国的传统健身方法之一，历代养生家们多认为"百练不如一走"。通过闲散和缓慢的行走，四肢自然而协调的动作，可使全身关节筋骨得到适度的运动，再加上轻松畅达的情绪，能使人气血流通，经络畅达，利关节而养筋骨，畅神志而益五脏，持之以恒则能使身体强壮，延年益寿。散步时可先在平坦的道路上进行，最初每次走 10～20 分钟，每天 1 次或隔天 1 次，以后可增至每天 2 次，时间可延长到 20～30 分钟。步行不需要满负荷，只要达到七成就可以防病健体。

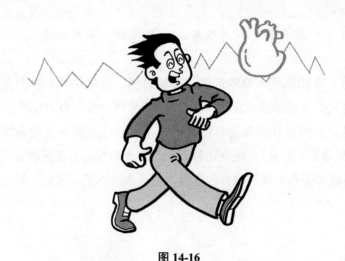

图 14-16

5. 慢跑　慢跑的好处更是众所周知的。因为不需要任何运动设施，又不需要特殊技术指导，所以慢跑适宜于中老年病毒性肝炎患者。进行慢跑锻炼时，应先做好准备活动。要保持正确的跑步姿势，用鼻呼吸，避免用口呼吸，防止空气直接刺激咽峡、气管，而引起咳嗽和恶心、呕吐。跑步速度可以自己掌握，原来缺少锻炼或体格较差的患者，开始可采取慢跑和走路交替的方法。慢跑后一定要做好整理活动。如出汗较多，应及时擦干，穿好衣服，休息 20～30 分钟后再进行洗浴。

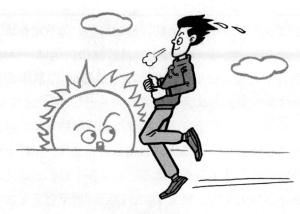

图 14-17

小贴士

一日三笑，人生难老；一日三恼，不老也老。

6.垂钓　垂钓能使人身体健康，耳聪目明，思维敏捷，精力充沛，既可呼吸新鲜空气，又能欣赏大自然风光，调节情绪。由于精力集中，大脑可得到充分休息，使神经衰弱等逐渐得到治疗，尤其适合伴神经衰弱的慢性肝病患者。"钓翁之意不在鱼"，凡垂钓者，不管钓多钓少，总是兴趣盎然，乐此不疲，其原因就在于垂钓既陶冶人的情操，培养人的志趣，又是一种健身养生的好方式。

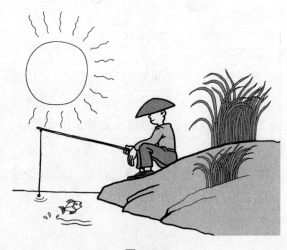

图 14-18

　　总之，病人可以根据自己的实际情况，选择运动方式，运动量要适度（一般以锻炼完毕冬天自觉全身暖和，夏天微微出汗，无剧烈心跳为度），贵在坚持。不要三天打鱼两天晒网，有空做做，忙了不做；想到参加，想不到不参加；要么不做，要么一做满头大汗。正确的态度是把体育锻炼作为日常生活的必修课，雷打不动。

第十五章　乙型肝炎的音乐疗法

什么是音乐疗法

音乐能够移情易性，给人带来美妙的享受，各种不同的音乐可以带给人各种不同的心灵体验，故音乐疗法也有人称之为"心理音乐疗法"。那么如何用音乐来治病呢？从技术上说，现代音乐治疗是一门涉及音乐、心理、中西医学、电子、工程等多种学科的新兴的边缘学科，是用特定的音乐信号和它所转换成的其他能量作用于人体，达到防治疾病目的的一种方法。音乐治疗有多种形式，如单纯音乐治疗、音乐电磁疗法等，均属于自然疗法的范畴，而且从一定意义上说，是"愉快的自然疗法"。

一、音乐的治疗原理

1. 音乐与人体的共鸣　声音是一种振动，而人体本身也是由许多振动系统所构成，如心脏的跳动、胃肠蠕动、脑电的波动等。医学研究证实，当听到音乐产生的振动与体内器官产生共振时，会使人体分泌一种生理活性物质，调节血液流动和神经，让人富有活力，朝气蓬勃。换句话说，当人体细胞的振动与外界节奏协调时，人就有了舒畅的感觉。音乐对人体器官的这种直接物理作用，会调节各器官的功能活动达到最佳状态。不同的音乐节奏也会影响人体不同的荷尔蒙分泌。

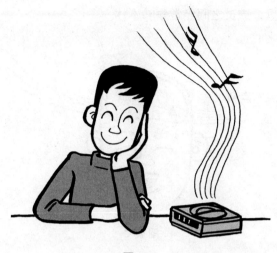

图 15-1

2. 音乐本身的作用　音乐具有主动的、积极的作用，能够提升人的创造性思维能力，使右脑灵活。特有的音乐节奏与旋律能使左脑休息，刺激右脑活动，因此对创造力、信息吸收力等潜在能力的提升有很好的效果。音乐也能引导出重要的 α 脑波。我们知道，α 脑电波主宰人体安定平静的情绪，经常听一定的音乐能有效加强 α 波，使其凌驾其他不安的脑电波，达到松弛身心、稳定平和心境的效果。此外，音乐能促进消化道的活动，影响心脏血管系统，使血脉畅通，加速排出体内废物，有助于疾病的恢复。

这里应当指出的是，并不是所有的音乐都有治疗效果。有研究发现，以演奏古典乐曲为主的乐队成员，心情大都平稳愉快；以演奏现代乐曲或以演奏现代乐曲为主的 70% 以上的人患有神经过敏症，60%以上的人急躁，22% 以上的人情绪消沉，还有些人经常失眠、头痛、耳痛和腹泻。还有人对一些音乐爱好者做过调查，发现在经常欣赏古典音乐的家庭里，人与人的关系相处得和睦；经常欣赏浪漫音乐的人，性格开朗，思想活跃；而热衷于嘈杂的现

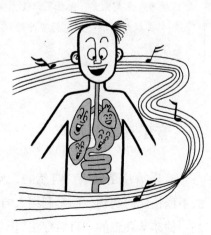

图 15-2

代派音乐的家庭里，成员之间经常争吵不休。

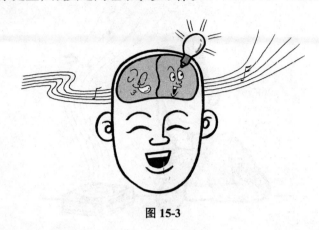

图 15-3

小故事

爱人之心

这是发生在英国的一个真实故事。有位孤独的老人，无儿无女，又体弱多病，他决定搬到养老院去。老人宣布出售他漂亮的住宅，购买者闻讯蜂拥而至。住宅底价 8 万英镑，但人们很快就将它炒到了 10 万英镑，价钱还在不断攀升。老人深陷在沙发里，满目忧郁，是的，要不是健康状况不行，他是不会卖掉这栋陪他度过大半生的住宅的。一个衣着朴素的青年来到老人眼前，弯下腰，低声说："先生，我也好想买这栋住宅，可我只有 1 万英镑。可是，如果您把住宅卖给我，我保证会让您依旧生活在这里，和我一起喝茶、读报、散步，天天都快快乐乐的。相信我，我会用整颗心来照顾您！"老人点头微笑，把住宅以 1 万英镑的价钱卖给了他。

完成梦想，不一定非得要冷酷地厮杀和欺诈，有时，只要你拥有一颗爱人之心就可以了。

二、音乐疗法的特点

音乐治疗是健康、自然的，从根本上说，这个过程也是愉快的。音乐疗法不依赖任何药物，而是利用人与音乐的特殊关系来改善人的健康状态，因此是一种非常理想的"自然疗法"。

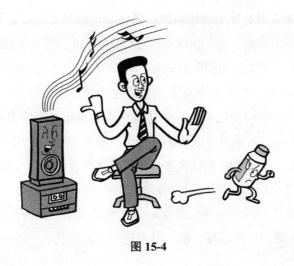

图 15-4

三、音乐疗法的功效

1. 纠正不良的精神心理状态　古希腊著名的数学家、天文学家毕达哥拉斯说："把各种音调融合在一起，能使各种莫名其妙的妒忌、冲动等转化为美德。"另一位古希腊哲学家柏拉图说："如果教育得适当，节奏与和声比什么都深入人心，比什么都扣人心弦。大家知道，当我们用耳朵感受音乐旋律时，我们的精神世界就会起变化。"大量心理临床研究也表明，音乐有益于人的心理卫生。

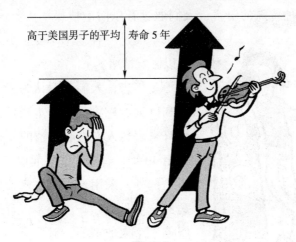

高于美国男子的平均｜寿命 5 年

图 15-5

2.促进机体恢复并保持健康状态　美国一位医学家曾统计了35名美国已故著名音乐指挥的年龄，他们的平均寿命为73.4岁，高于美国男子的平均寿命5年。据德国、意大利等国家的调查，经常听音乐的人比不听音乐的人寿命通常要长5～10年。有的专家甚至经过研究指出，舒伯特的音乐能助失眠者入睡，巴赫音乐可减轻消化不良，莫扎特音乐能减轻风湿性关节炎的疼痛感。也有的说，莫扎特的音乐可以起到消除疲劳、重振精神的作用。总之，音乐能够减轻疾病症状，改善患者生存状态，促进机体恢复健康。

3.促进机体潜能的发挥　因为音乐主要作用于人的右脑，因此可调动开发人右脑强大的却潜藏的功能，经常聆听优美的音乐，可使人变得聪敏智慧，大大提高增强人的创造性思维，使人有意想不到的收获。

乙型肝炎常用音乐疗法

辛劳一天回到家里，把自己摔在沙发上，随手拿起一张CD，或许是莫扎特的，或许是舒伯特的，也许是贝多芬的，也许是民乐，总之是自己爱听的，塞到播放机里，房间里荡漾出轻柔、优美的旋律，此时的你，会感觉全身轻松，心情愉悦，一天的劳累，随着音乐渐渐远去。你或许不知道，这时的你是在有意无意中实施着音乐疗法。

音乐是一种特殊的语言，人们通过音乐陶冶情操，从音乐中获取力量。音乐不仅是一种艺术享受，更重要的是音乐可以影响情绪。

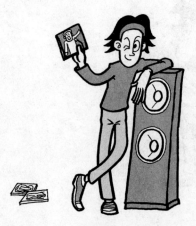

图15-6

多年来，人们普遍认为音乐有神奇的疗效和巨大的感染力，其本身就是用有组织的乐符来表达人们内心感情的一种语言。自20世纪40年代音乐疗法兴起以来，无论是国内还是国外，采用音乐疗法来帮助病人康复的病例已屡见报端。近年来，音乐越来越多地服务于个人的需要，对肝炎病人而言，音乐可调整人的心理，而心理状况与肝炎恢复密切相关，音乐可建立信息沟通，对人的高级神经活动和人的大脑边缘系统及脑子网状结构有显著影响，而边缘系统对调整人体内脏生理功能有重要作用，能促进分泌一些有益健康的激素、酶和乙酰胆碱等物质，使人的精神世界发生变化。当人的听觉器官感受到不同的音乐旋律时，能减轻肝病带来的压抑、消极、悲观、抑郁、焦虑不安、失望、对前途没信心等异常心理。乙肝患者听听音乐，特别是听听自己熟悉和喜爱的乐曲，可以使人心平气和。如果亲自吹、拉、弹、唱，则可锻炼面、手、臂、胸等多处肌肉，有利于消除紧张心理，解除疲劳和烦恼。

低沉的旋律赋予人丰富的想象，悠扬的乐曲促使人身心向上，轻快、抒情的音乐让人愉快地休息，正如天文学家毕达格拉斯所说："如果我把各种优美的音调融合在一起，就能使各种莫名其妙的妒忌行动等缺点转化成优点。"音乐可以提高人的精神素养，缓和紧张心理，还可激发人的心理潜力，使病人感到喜悦、兴奋、愉快，调动人的各系统正常功能，促进消化道活动，安定病人的情绪。悦耳的音乐，传入大脑后，对神经系统是一个良好的刺激，可加速排除体内废物，有助于肝病的治疗。音乐能使人焦虑消失，更珍惜生命，给人带来勇气和力量。音乐与肝炎病人相伴，无疑能提高肝炎的治疗效果。

不少慢性乙肝患者，在漫长的休养期间，由于爱上了音乐，懂得了音乐并理解了音乐，感到自己是世界上很幸福的人，情操也变得脱俗了，对疾病的恢复十分有利。

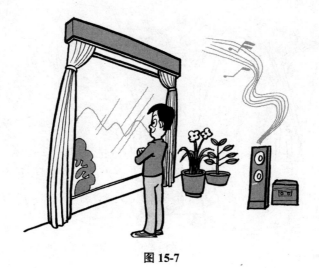

图 15-7

治疗音乐的音量要适宜，一般为 20 ～ 30 分贝，不应超过 60 分贝，不宜长时间用单一乐曲，避免久听生厌。可按病情确定疗程，每日听 2 ～ 3 次，每次半小时至 1 小时。一般的音乐节拍约等于人的心跳速率，节拍太快或太慢，都不适合，因为节奏太快会让人紧张，而节奏太慢又让人产生悬疑感。病人可以在家中单独设一个音乐治疗室，这个房间要求室内外环境要好，最好是向阳的房间，可以在墙上挂一些字画，再置备一些花卉和盆景来增加情趣。有条件的可以安装上一些能够随音乐的节奏而变化色彩的灯光，更能增强治疗效果。

音乐疗法中的乐曲选择要注意以下特点：

第一，低音厚实深沉，内容丰富；中、高音的音色有透明感，像阳光透射过窗户一样，具有感染力。

第二，音乐中的三要素即响度、音频、音色三个方面要有和谐感。

下面介绍几首治疗病毒性肝炎中常用的曲目：

1. 安神镇静　选择具有舒缓、轻柔、婉转、幽雅等特点的乐曲，以收安神定志、镇静安眠等效果，多用以对治心情偏激类病证。常用的民族乐曲如古筝独奏《春江花月夜》、二胡独奏《月夜》、高胡独奏《南渡江》以及《病中吟》、《催眠曲》、《渔光曲》、《摇篮曲》（勃朗姆斯）、《月光曲》（贝多芬）、《梦幻曲》（舒曼）、《小夜曲》（舒伯特）、《E 小调夜曲》（肖邦）、《仲夏夜之梦》（门德尔松）、《培尔·金特》等。

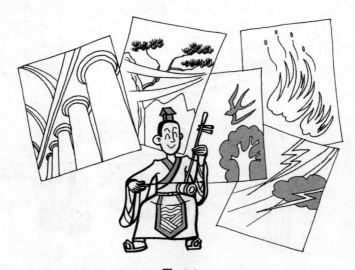

图 15-8

2.兴奋开郁　选择节奏明快、旋律流畅、音色优美的乐曲，以振奋精神、愉悦心情，用以调畅病者情绪。常用的乐曲如《流水》、《喜相逢》、《赛马》、《光明行》、《喜洋洋》、《假日的海滩》、《百鸟朝凤》、《八哥洗澡》、《春天里》（贺绿汀）、《游击队歌》（贺绿汀）、《娘子军连歌》等。

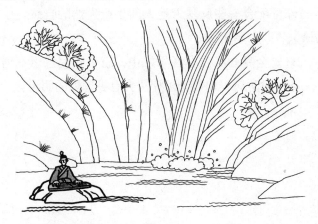

图 15-9

3.培养情操　一般而言可以选听内容健康的宫廷音乐、民族乐曲等，以抒情、典雅、富有生气、令人奋进为原则。常用的乐曲如《阳关三叠》、《春江花月夜》、《江南丝竹》、《空山鸟语》、《春之声圆舞曲》、《G大调弦乐小夜曲》（莫扎特）、《卡门序曲》、《蓝色多瑙河》、《维也纳森林的故事》、《命运交响曲》（贝多芬）、《田园交响曲》（贝多芬）等。也可适当选听一些流行乐曲，原则与上述一致，而应力避那些令人意志消沉的"靡靡之音"。老年则以听其年轻时熟悉或喜闻乐听的乐曲为主，以唤醒与恢复其渐衰退的记忆，但仍当以具有旋律优美、意境较深、令人神思遐想等特点的乐曲为宜。有条件者尚可配合练习其所爱好的某些乐器，以使手脑并用，相辅相成。

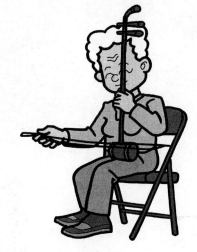

图 15-10

4.娱神益寿　本法重点在于使人具有乐观豁达的胸襟，开朗的性格，此乃防病抗衰、延年益寿之根本。乐曲的选择宜以典雅的传统乐曲为主，其格调不宜单一而宜多变，一曲中兼具明快、欢畅、安静、沉思等乐境，常用的乐曲有《颐真》、《梅花三弄》、《良宵》、《醉翁吟》、《平沙落雁》、《高山流水》、《潇湘水云》等，另外可配合一些反映天地人间生机盎然的自然音乐，如《百鸟行》、《空山鸟语》、《荫中鸟》等。

乙肝的病人只要全身心沉浸在音乐之中，就会收到意想不到的效果，既能陶冶情操，又能治病防病，相信音乐疗法会有更辉煌的明天！

第十六章　乙型肝炎的心理调护

什么是心理疗法

　　世界卫生组织（WHO）对于健康的定义是"身体上、精神上和社会适应上的完好状态"，明确指出健康不仅仅是躯体的健康，更包括心理的健康。WHO公布了衡量健康的一些具体标志，如"处事乐观，态度积极"、"应变能力强，能适应各种环境的变化"等等，足以见其对心理健康的重视。然而现代人的心理问题却是不容乐观，时时见诸报端的自杀事件总源于脆弱的不健康的心理状态。从小处说，不健康的心理亦能影响人的生活质量，甚至引发人身体的各种疾病。研究人员认为，现代人的疾病80%是由心理原因引起的，这并不是危言耸听。现实生活中健康的普通人在日常交际中还会时常有心绪不良的情况。

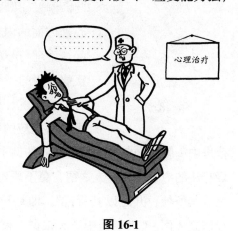

图 16-1

> 人生是用一串串无数的小烦恼组成的念珠，乐观的人是笑着数完这串念珠。
>
> ——大仲马

　　心病还要心来医。这就引出了心理疗法的问题。那么什么是心理疗法呢？心理治疗就是利用语言、表情、姿势、态度和行为，影响或改变患者的感受、认识、情感、态度和行为，减轻或消除使患者痛苦的各种情绪、行为以及躯体症状，以达到恢复健康的目的。

一、心理疗法的起源与发展

　　要说最为原始的心理疗法，那应当是早期社会中巫师的祝祷活动了。严格上讲虽然并不是真正的心理疗法，但对病人起到了心理安慰的作用。直到今天，这种祝祷形式依然存在于中国民间和某些宗教活动中。

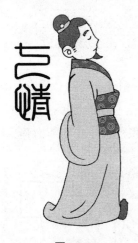

图 16-2

　　我们常说，西医治的是"病"，而中医治的是"病人"，十分强调病人的心理状态。这与中医学对人体的认识有关。中医先哲们从整体宏观的角度探讨了"形神"（即心身）的生理病理关系，构筑起朴素的心身医学体系。中医学认为，人的精神意识思维活动均与五脏相关，如"心藏神"、"肝藏魂"、"脾藏意"、"肺藏魄"、"肾藏志"，而神、魂、意、魄、志实际是心理方面的内容，这就将生理与心理紧密地结合在一起。生理与心理是相互影响相互促进的。从病理上讲，疾病产生的一个很重要的原因是"七情内伤"，七情即喜、怒、忧、思、悲、恐、惊，情志变化过于激烈就可伤害相应的脏腑，从而变生各种疾病。大家熟知的范进中举就是个典型的情志致病的例子。经典医籍《黄帝内经》中就有许多心理疗法的内容，如"人之情，莫不恶死而乐生。告之以其败，语之以其善，导之以其所便，开之以其所苦"。即是开导病人以语言治病的方法，可谓开心理疗法之先河。《内经》中还有根据五行理论来的情志相胜法，亦称为五志相胜法。"怒伤肝，悲胜怒……喜伤心，恐胜喜……思伤脾，怒胜思……忧伤肺，喜胜忧……恐伤肾，思胜恐。"后世历代医家有不少在临床治疗中运用了心理疗法，并取得了很好的疗效。

　　随着时代的发展，西方哲学界逐渐出现了专门研究心理的学派，1734 年，沃尔夫的《经验心理学》出版，创"官能心理学"，世界上首次出现"心理学"一词。1879 年冯特在德国莱比锡大学建立了世界第一个心理实验室。随后，弗洛伊德精神分析学派产生。随着现代科学技术的发展，又出现了认知心理学，极大地丰富了心理学领域。心理学逐渐与医学相结合，应用于临床各种心身疾病的治疗。

二、心理疗法的原理

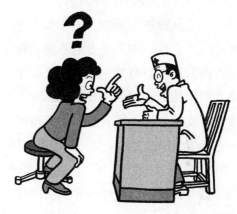

图 16-3

采用心理治疗的方法为什么能祛除疾病呢？心理因素导致疾病这本身就是一个原因。心理因素是心身疾病的主要致病因素，中医历来把情志因素作为致病的"内因"，而引起情志变化的原因大致有社会动荡变迁、境遇变异、生活中的意外事件、人际关系不和谐、紧张操劳、欲求未遂等诸方面。总体上说，凡是主、客观不适应或个人的愿望、要求等受到阻抑而引起的心理矛盾和冲突，都可能成为致病因素。但这些心理因素能否致病，一方面取决于这些刺激的强度、频度和时限，另一方面取决于对该刺激的敏感性和耐受性。另外，身体疾病本身可以作为一种心理刺激因素，加重或诱发心身疾病，形成恶性循环。此即中医"因郁致病"、"因病致郁"的观点。现代心身医学研究证明，社会心理因素的刺激超出机体耐受阈值，则引致免疫系统与激素分泌系统功能异常，神经调节功能失调，作用于靶器官产生病理变化。最先崩溃的是个体平时最虚弱的器官组织，这些薄弱的器官组织和靶器官产生各种病理变化，并与心理因素交叉作用，形成心身疾病。疾病一经形成又成为新的刺激源，加之人格缺陷使机体敏感性增加，从而加重心身疾病的病理过程，这就是心理疗法治疗心身疾病的依据所在。采用一定的心理疗法可随着心理状态的改变而相应地改变生理状态，促进疾病的好转。

三、常见心理疗法的种类

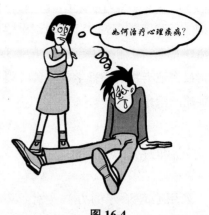

图 16-4

心理疗法种类繁多，统计起来有二十几种，常用的有以下几种：

1.认知疗法　即以纠正和改变患者适应不良性认知为重点的一类心理治疗的总称。心源性疾病往往来自于患者对事物不正确的观念认识，它以改变不良认知为主要目标，继而也产生患者情感及行为的变化，以促进心理障碍的好转。

2.疏导疗法　通过一定的语言沟通或采用其他形式将患者心中解不开的结打开，将不良情绪疏导出去，这就是疏导疗法，可用于各种心理问题的处理。

3.暗示疗法　一个愿望、一种观念、一种情感、一个判断或一个态度在一个人的心中出现和起作用时，如果没有遇到任何相反的观念、相反的动机和相反的评价，就叫暗示。暗示性是人心理活动的基本特征之一，但有个体差异。暗示疗法可有外界暗示和自我暗示两种形式。

4.放松疗法　又称松弛疗法、放松训练，它是一种通过训练有意识地控制自身的心理生理活动、降低唤醒水平、改变机体紊乱功能的心理治疗方法。实践表明，心理生理的放松，均有利于身心健康，起到治病的作用。像我国的气功、印度的瑜伽术、日本的坐禅、德国的自生训练、美国的渐进松弛训练、超然沉思等，都是以放松为主要目的的自我控制训练。放松疗法是对抗焦虑情绪的一种常用方法。

乙型肝炎中的心理问题与调护

精神心理因素对乙肝的康复有重要影响。乐观、愉快、稳定的积极情绪，有利于肝炎的治疗和康复；忧郁、焦虑、紧张，特别是发怒都可以使病情加重、恶化。中医学早就有"怒伤肝"的说法，认为大怒可致肝气郁结而不能正常疏泄，出现精神抑郁、胁肋胀痛、胸闷不舒、脘腹胀痛等症状；若肝气乘脾犯胃，可致肝脾不和或肝胃不和，还会出现纳呆食少、腹胀腹泻、嗳气呕逆等，这些都可以使肝炎病情加重。此外，肝炎病人也常出现情志方面的改变，如难以克制的生气发怒；由于对肝炎缺乏正确的认识，害怕转成肝硬化、肝癌而终日顾虑重重，忡心忡忡，影响睡眠，影响食欲，久之则病情加重；而病情加重又进一步引起患者情绪不安，忧心如焚，甚至惶惶不可终日，形成恶性循环。所以，医护人员和病人家属，要关心、体贴病人，精神上予以安慰鼓励，不要给病人以不良的精神刺激。病人也要注意精神调摄，正确认识与对待疾病，树立战胜疾病的信心，配合医生积极治疗，则会加快疾病的康复。

小知识

笑　疗

　　1999 年 1 月间，丹麦、挪威、瑞典、冰岛四国 51 位医师在哥本哈根举行会议，专门讨论幽默对医疗保健的意义，认为幽默引发的大笑，使人的紧张情绪和肌肉放松，减少忧郁不安，同时还能促进血液循环，激发免疫机能，提高对疾病的抗御力。此外，在诊疗中运用幽默，还可减少或消除患者的某些恐惧，使其能更合作地接受诊疗。因此他们创立了"幽默治疗学会"，倡议尽可能把幽默应用到医疗保健之中。

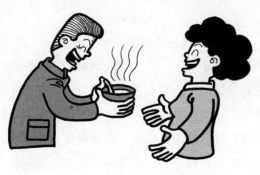

图 16-5

1. 医护调理方法

（1）疏导法：医务人员和家属在语言上对患者给予安慰和鼓励。在患者知道自己患了重病或癌症时，都会提出是否到了晚期的问题，这时通过医务人员和家属向患者讲清情况，进行疏导，使患者明白疾病产生的原因以及对机体的危害和后果，积极配合治疗，使之在思想上通情明理，为战胜疾病作好长期斗争的准备。同时家属和医务人员还必须了解患者的痛苦，给予同情，并进行开导，使之心情舒畅。有些患者在通过说理开导之后，感觉重病减轻了许多，起到立竿见影的效果。当患者接触到治疗显效或肿瘤消除康复的病友时心情非常激动，认为自己也能治好。

名言

无求便是安心法，不饱真为却病方。

——张之洞

通过已经治愈的患者现身说法来疏导患者，使患者心理感觉到自己也好像治好了一样，不论病情有多重都会觉得减轻了许多，光明就在前面，从而激发自己的斗志，打好与病魔作顽强斗争的基础。这往往是最好、最有效的方法。从一些科学防治肝病、抗癌防癌的宣传材料中，可以了解到防治乙肝、肝硬化和肝癌的方法和生活起居、饮食活动等方面的宜忌知识，也能起到自我协调和辅助治疗的作用。在疾病治疗的全过程中，应当避免一切恶性刺激，如家属中的矛盾、各种不愉快的事情等。在康复的全过程中，应该做到患者、家庭、医生三者之间的感情融洽，协调配合，这样患者的心理就会从不稳定到稳定、从失调到平衡，就会产生良好的效果。

（2）转移法：对患者采取各种精神疗法，转移其注意力，可以减少痛苦，消除忧郁，使心理上得到平衡。尤其是疑病倾向较重的患者，他们求生欲望很强，总是为自己的病情担心，有时出现违愿现象就越感到不遂心、不如意而失望，使病情更加恶化。这类患者一般采取精神转移法，具有特殊效果。如音乐疗法、气功疗法以及打牌、看电视或与人聊天等文体活动，其中听音乐、戏曲最有效。气功疗法一则可转移目标，患者专心练气功，忘记了病痛；二可利用气功的作用帮助治疗，起到辅助治疗的作用。

2. 患者自身的心理调护

（1）接受现实，顺其自然：乙肝转归，与病毒、机体和遗传因素有关。接受肝病现实，不怨天尤人。乐观的情绪是机体内环境稳定的基础，使神经－

内分泌 – 免疫系统及脏器功能调节到最佳状态。若思想不豁达，烦恼抑郁，大脑皮质处于抑制状态，则机体免疫功能减退，病毒难以清除。慢性乙肝患者平素待人接物要胸怀豁达，宽以待人。凡事忌暴跳如雷，宜乐天达观，少管"闲"事，"眼不见心不烦"，人际关系不妨"糊涂"一些。

（2）培养爱好，转移注意力：应该认识到，自愈和治愈的主宰是病人本身，把愈否完全寄托在药物上是愚昧的，把健康寄托在医生身上是软弱的。慢性乙型肝炎大部分时期病情是不活动的，可适当参加文化娱乐活动，培养兴趣和爱好，诸如音乐、琴棋书画等。

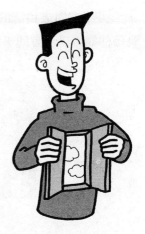

图 16-6

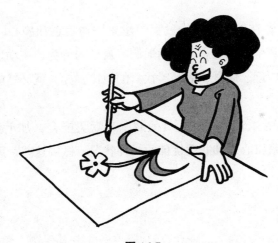

图 16-7

（3）减少压力：乙肝患者不论是住院、在家或工作，都应减少压力、危害和不良行为。减少压力，就是要正视角色改变，淡泊名利。减少危害就是减少环境、职业对自己的危害。克服不良行为就是要养成良好生活习惯。

患病期间的任务是治疗。只有彻底治好病才能在日后更好地工作。若病未愈而积极进取，在心理和行为上常会发生一系列变化。由于工作要求与体力不相适应，对确定的目标难以完成，会造成紧张，达到一定的量就会带来痛苦，间接影响健康。

另外，创造和谐的家庭环境，使患者保持良好的情绪，培养自己照顾好自己的能力，也有助于使患者自信心倍增，加速肝病恢复。

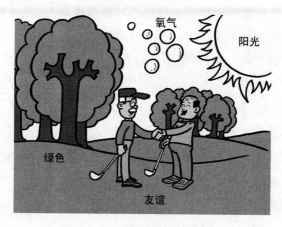

图 16-8

医师要求患者在接受治疗的过程中建立一种超越和静心的心理状态，即培养顽强的信心和坚强的意志，自觉地调节自己的行为，主动地适应治疗的需要，按照治疗、护理、康复、活动、饮食的规律去办，就必然能达到心理平衡的目的。

患者精神上的乐观，家庭人员的鼓励、默契配合，加上生活上的调理，就能克服患者的紧张心理和悲观忧郁的精神状况，做到这些，患者的疗效就可大大提高。

第十七章　乙型肝炎的预防

　　乙型肝炎是一种常见病和多发病，对人类的健康威胁极大，它容易转变成慢性，并可演变成肝硬化、肝癌等。而治疗乙肝目前尚无特效的药物，因此采取预防措施，防止其发生十分重要。

　　乙型肝炎的预防有三大措施，即控制传染源、切断传播途径和保护易感者。

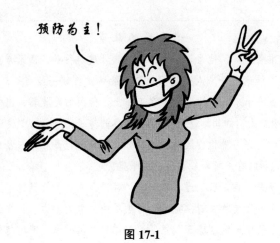

图 17-1

一般卫生措施

一、控制传染源

经血清学、临床和流行病学资料确诊为乙型肝炎病人后，应立即进行疫情报告，采取相应的隔离措施，如果需要住院隔离治疗，最好住院隔离治疗，对乙型肝炎病人可以不定隔离日期。凡是患有乙型肝炎的病人应调离饮食服务岗位或者托幼机构。

由于我国大部分地区是乙型肝炎病毒感染的高发区，无症状的乙型肝炎病毒表面抗原携带者较多，又不宜无目的地在人群中普查乙型肝炎病毒表面抗原，因此控制乙型肝炎病毒表面抗原携带者比较困难，这就要求那些知道自己是病毒携带者的人，注意个人卫生、经期卫生和行业卫生，防止自身唾液和其他分泌物污染周围环境，传染他人。

小故事

老木匠的故事

有个老木匠准备退休，他告诉老板，说要离开建筑行业，回家与妻子儿女享受天伦之乐。老板舍不得他的好工人走，问他是否能帮忙再建一座房子，老木匠说可以。但是大家后来都看得出来，他的心已不在工作上，他用的是软料，出的是粗活。房子建好的时候，老板把大门的钥匙递给他。"这是你的房子，"他说，"我送给你的礼物。"

他震惊得目瞪口呆，羞愧得无地自容。如果他早知道是在给自己建房子，他怎么会这样呢？现在他得住在一幢粗制滥造的房子里！

我们又何尝不是这样。我们漫不经心地"建造"自己的生活，不是积极行动，而是消极应付，凡事不肯精益求精，在关键时刻不能尽最大努力。等我们惊觉自己的处境，早已深困在自己建造的"房子"里了。把你当成那个木匠吧！想想你的房子，每天你敲进去一颗钉，加上去一块板，或者竖起一面墙，用你的智慧好好建造吧！你的生活是你一生唯一的创造，不能抹平重建，即使只有一天可活，那一天也要活得优美、高贵，墙上的铭牌上写着："生活是自己创造的。"

　　对慢性无症状乙型肝炎病毒携带者应当要求做到：①严禁供血，亦不宜从事饮食、托幼、理发和牙医等行业工作。②出血、月经时必须适当处理，避免同房。③牙刷、剃刀和毛巾专用。④避免同乳幼儿密切接触，不可以口喂小儿。⑤求医就诊，特别是手术时应主动声明。

　　如果有条件应该对慢性无症状乙型肝炎病毒携带者进行适当的治疗，慢性无症状乙型肝炎病毒携带者如果肝功能正常可以如同正常人一样生活，洗浴、谈话以及饮食等均无需隔离。

　　对慢性无症状乙型肝炎病毒携带者家属和同居人员应尽量进行检查诊断，以便及时发现受染情况。

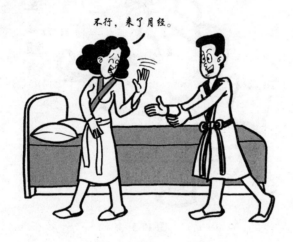

图 17-2

二、切断乙型肝炎病毒传播途径

　　第一，要加强血液及血液制品的管理。献血员在每次献血前必须做体格检查，乙型肝炎病毒表面抗原阳性者不得献血。血站和生物制品单位应按卫生部《血液制品管理条件》要求，生产和供应血液制品和含人体成分的生物制品，应以灵敏方法检测乙型肝炎病毒表面抗原，不得出售和使用乙型肝炎病毒表面抗原阳性的血液及血液制品。

　　第二，阻断母婴传播。应将乙型肝炎病毒表面抗原列为妇女产前常规检查项目，对乙型肝炎病毒表面抗原阳性孕妇应设专床分娩，产房所有器械要严格消毒。对乙型肝炎病毒表面抗原阳性孕妇所生婴儿，可以注射乙型肝炎免疫蛋白和（或）乙型肝炎病毒疫苗加以预防。

　　第三，要防止医源性传播。各级医疗卫生单位应加强消毒防护措施，如注射器应一人一针一管，各种器械及用具实行一人一用一消毒等等。预防医院内感染，及时发现传染源。

　　针对传播途径的一般性预防措施是清洗、消毒和灭菌。要养成经常用流动水洗手的习惯。对乙型肝炎病毒表面抗原阳性的病人的血液及排泄物、呕吐物等进行妥善处理。

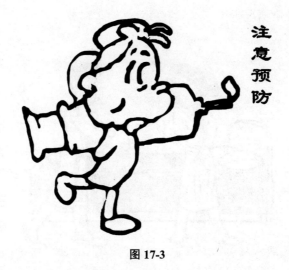

图 17-3

　　护理人员要做好自我防护，接触血及其污染物或者分泌物后，有条件时可以用 1∶1000 的过氧乙酸水溶液浸泡 3 分钟，或者用肥皂在流动水中洗涤数次。乙型肝炎病毒 e 抗原阳性者受伤时流出的血液及体液要妥善处理，伤口要包扎好，尽量减少对其他物品或者他人伤口的污染。

　　第四，加强对服务行业的管理。服务行业的公用茶具、面巾、浴巾和理发、修脚的刀剪等用具坚持一客一用一消毒。

三、常用于杀灭乙型肝炎病毒的化学消毒剂

　　1.氯制剂　有 3% 的漂白粉、二氯异氰尿酸钠等，用于清洗器皿和餐具，

消毒效果良好。

2. 氧化剂　0.2%～0.5%过氧乙酸及15%的过氧化氢，在室温下作用10～30分钟，可以作为外科移植物的消毒剂。用于患者餐具的浸泡，可以杀灭乙型肝炎病毒。

3. 烷化剂　2%的戊二醛，用于手术器械、电镜的擦拭消毒。10%甲醛可以用于血液制品中乙型肝炎病毒的消毒。

4. 碘化剂　1%的碘酊25℃作用15分钟以上可以用于消毒体温计、各种医用导管及牙科器械等。但是应当注意密闭，以免碘升华。消毒后应当消除表面沾有的碘液。有条件时可以选用碘伏，则效果更好。

人工免疫预防

预防乙肝最好的办法是接种乙肝疫苗，合理使用乙型肝炎病毒疫苗和乙型肝炎免疫球蛋白，可以保护易感人群免受乙型肝炎病毒的侵犯。每个正常人只要花费几十元钱，打上三支乙型肝炎疫苗，就可以产生乙型肝炎表面抗体，就可以放心地与乙型肝炎患者"打成一片"了。

一、主动免疫预防

临床上，我们应用乙型肝炎疫苗进行主动免疫预防。

乙型肝炎疫苗主要用于阻断母婴传播和婴幼儿的预防，亦可以用于意外针刺者的预防。注射乙型肝炎疫苗可以有效地降低乙型肝炎的发病率，注射后的保护率在70%～90%，免疫效果持续3～5年。

早在20世纪80年代初，我国就生产出了血源性乙型肝炎疫苗，应用于乙型肝炎母婴传播的预防，并取得了良好的疗效。但是血源疫苗毕竟来自于乙型肝炎病毒表面抗原阳性病人的血液，有一定的危险性，而且产量有限。1989年我国已经能够生产重组酵母乙型肝炎疫苗，用基因合成的方法，人工制造乙型肝炎疫苗，其安全、可靠、高产，目前已在我国广泛应用，起到了良好的免疫效果。

乙型肝炎疫苗主要通过自动免疫，产生特异性抗体——乙型肝炎病毒表面抗体，从而获得对乙型肝炎病毒感染的免疫力。乙型肝炎疫苗注射后可以有效地防止乙型肝炎，这种免疫力出现较慢，常有 14 周的诱导期，但是维持较久，可以从半年到数年。

小知识

为什么乙肝疫苗免疫会失败？

　　主要发生在 HBsAg 阳性的孕妇生产的新生儿中，疫苗未能阻断乙肝病毒的母婴传播。凡免疫失败者，其孕妇血清 HBV–DNA 含量大都在 2.5pg/10μl 以上。因而认为，孕妇乙肝传染性高，是导致乙肝疫苗免疫失败的主要原因。

　　1. 接种对象　所有没有感染过乙型肝炎病毒的人都可以接种，特别是乙型肝炎病毒表面抗原、乙型肝炎病毒 e 抗原双阳性母亲所生的新生儿，学龄前儿童，医务人员，多次接受输血和血液制品的病人，乙型肝炎病毒表面抗原阳性者家庭成员及其配偶，新兵等。

　　2. 接种方法　于前臂三角肌处皮下注射。

　　（1）阻断母婴传播方案

　　1）每次 30 微克，按 0、1、6 个月顺序注射 3 针。

　　2）第一针 30 微克，第二针、第三针各注射 10 微克，时间同上。

　　3）第一针注射乙型肝炎高效免疫球蛋白，2 周后按 0、1、6 个月顺序各注射 10 微克。

　　4）第一针注射乙型肝炎高效免疫球蛋白，2 周后按 0、1、6 个月顺序各注射 30 微克疫苗。

　　研究表明，后两种方法最好，保护效果可以达 95%。

开心一乐

　　有个太太多年来不断抱怨对面的太太很懒惰，"那个女人的衣服永远洗不干净，看，她晾在外院子里的衣服，总是有斑点，我真的不知道，她怎么连洗衣服都洗成那个样子。"直到有一天，有个明察秋毫的朋友到她家，才发现不是对面的太太衣服洗不干净，细心的朋友拿了一块抹布，把这个太太的窗户上的灰渍抹掉，说："看，这不就干净了吗？"原来，是自己家的窗户脏了。

（2）健康母亲的新生儿按 0、1、6 个月顺序每次各注射 10 微克。

（3）成人可以按 0、1、6 个月顺序各注射 30 微克疫苗。

3. 注意事项

（1）全程接种后 9 ~ 10 年内可以不考虑加强，10 年后可以加强 1 针。

（2）乙型肝炎病毒表面抗原阳性母亲所生新生儿如接种后未产生足够抗体应及时加强免疫。

（3）对于携带乙型肝炎病毒孕妇所生小儿的预防，必须认真进行全程乙型肝炎疫苗主动免疫，必要时加用乙型肝炎高效免疫球蛋白。

（4）接种时应注意防止过敏反应。

二、被动免疫预防

乙型肝炎人工被动免疫是输入乙型肝炎高效价免疫球蛋白，使机体获得一定免疫力，从而达到防治疾病的目的的一种方法。其特点是作用快，可以立即发挥作用，但是持续时间短暂，仅用于突然暴露于污染乙型肝炎病毒血源者的紧急预防。

乙型肝炎免疫球蛋白可以用于阻断母婴传播和意外针刺者的预防。注射时间越早越好，最好在 24 小时内注射，并与乙型肝炎病毒疫苗联合应用以增强免疫效果。

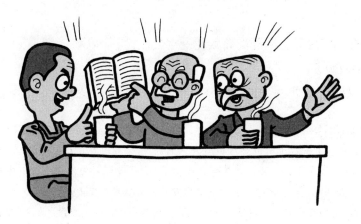

图 17-4

对医务人员意外感染事故的措施，可以于发生事故后48小时内肌肉注射乙型肝炎高效免疫球蛋白，并定期检查，随访1年。

乙型肝炎高效免疫球蛋白系从具有高浓度抗乙型肝炎病毒表面抗体者血浆中获得，具有被动免疫作用，能提高人体对乙型肝炎病毒的抵抗力。主要用于乙型肝炎病毒表面抗原和乙型肝炎病毒e抗原双阳性母亲的婴儿预防，一般于出生后24小时与第一针乙型肝炎疫苗同时应用。也可以用于暴露前后的预防，每4个月肌肉注射1次。

了解了以上这些，大家在日常生活中加以注意，就能够远离乙型肝炎的困扰了。相信在不久的将来，我国可以脱掉"肝炎大国"这顶沉重的帽子，这需要从我做起，从日常生活做起，祝全体同胞健康快乐！